광명의학시리즈 01

핵심 광명침을 이용한 광명수지침법

저자 박선식

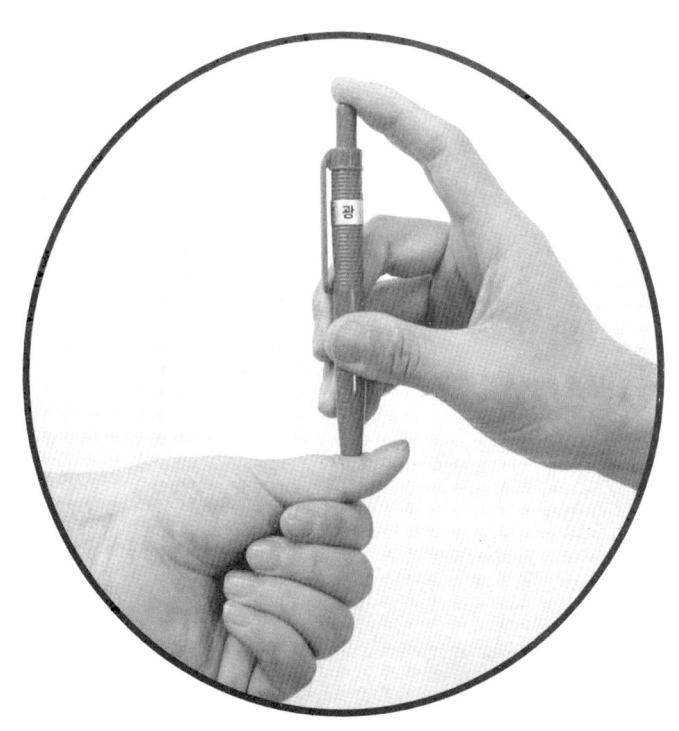

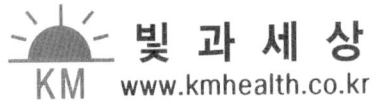
빛과 세상
KM www.kmhealth.co.kr

「광명의도(光明醫道)」...

　한 처음 창조주께서 우주만물과 사람을 내셨다.
사람의 육(肉)적인 본성은 동물과 같으나 영(靈)적인 본성은
신성(神性)과 같다.
사람된 노리로서 다른 이의 병고를 덜고자 마음을 모으는
것은 신(神)을 따르는 것이다.

　병고(病苦)를 보되 병만 보지말고 사람을 보려고 힘쓸
것이며, 사람을 보되 사람만 보지말고 사람 안에 깃 든
섭리를 보아야 한다.

　한번 나서 정처 없이 가는 것이 인생이라 하지만, 하루
하루를 바르게 살아 습관을 바르게 하고,
올바른 습관이 올바른 생각을 낳게 하고,
올바른 생각이 올바른 행위를 낳게 한다.

　육(肉)은 정(精)이요 정은 하초의 기본이다
오장육부는 기(氣)요 기는 중초의 기본이다
마음은 신(神)이요 신은 상초의 기본이다.

　상중하 삼초(三焦)는 사람의 기본이요 섭리의 원칙이다.
올바른 정(精)은 올바른 기(氣)를 낳고, 올바른 기(氣)는
영원한 신(神)을 알게 한다.

- 광명자연건강 -

서 문

우리는 인생을 살아가면서 때로는 병고에 시달리기도 한다.

어느 날 밤 창자가 잘라지는 듯한 복통으로 잠을 설치면서 어서 빨리 날이 새기를 기다리며 긴 밤을 지새보았거나, 어린 자식이 경기를 일으켜 이불 위에서 파드득거리는 것을 지켜보는 부모의 마음은 필경 어두운 암흑이다.

이런 경우 우리 옛 조상들은 엄지손가락을 실로 묶어 손톱뿌리 부분을 바늘로 콕 찔러 한 두 방울 피를 방혈시킴으로써 곽란(霍亂)과 경기(驚氣)를 물리치곤 하였다.

곽란이 물러간 뒤 평화롭게 잠든 사람의 얼굴에서, 또 경기가 물러가 새근새근 잠들어 있는 아기의 평화로운 얼굴에서 우리는 **광명(光明)의 밝음**을 느낀다.

본 「광명침 따주기 요법」을 가장 잘 대표할 수 있는 의미가 바로, 위급시 손발의 끝을 비롯한 구급 경혈점을 자상하여 위급상황을 벗어나는 「사혈(瀉血) 요법」이다.

본 책자가 1994년 초판 발행이후, 2021년 제 8차 개정증보판 증쇄를 기하여 최근 새롭게 대두되고 있는 인터넷 정보시대에 맞추어 **유튜브 광명건강**에 게재한 영상자료들도 포함해 새롭게 편집하였다.

사혈요법은 단순히 위급상황을 모면하게 하는 응급처방법 외에도 부교감신경을 일깨워 면역력을 증대시키고 만성병에도 적용될 수 있음을 살펴보기 바란다.

전통 민간 따주기 요법을 합리적으로 정리한 이 작은 책자가 우리 지역사회 나아가서 지구촌 곳곳에서 인술의 길을 걷는 이들에게 좋은 길동무가 되길 바라며 서문에 대한다.

2021년 10월 15일
빛과세상 연구실에서 개정증보판을 내면서~
광명자연건강학회장 박선식

일러두기

가정이나 직장에서 또는 여행 중에 당면하게 될지도 모를 위급상황시 광명침 따주기요법에 다음과 같이 적용하시기 바랍니다.

1. 처방부분에 표시된 기호는 다음과 같이 이해한다.
   - ❀ 표시는 치료상응점으로 지압 압봉6호 부착, 오복침이나 오복사혈요법을 행하는 부위다.
   - ● 표시는 사혈치료점으로 따주기, 수지침, 압봉1호 및 T침 등 치료점이다. 위 표시들은 폭넓게 이해하여 그때그때 상황에 따라서 따주기, 자침, 압봉, 자석, 지압, 뜸법 등을 적용한다.

2. 본 처방을 적용함에 있어서 「삼위일체 요법」을 준수하면 좋다. 예컨대 손가락 끝(태극)에 가까운 점들은 따주기요법, 손등(양) 치료점은 T침, 은색 압봉, 자석 N극 등을 부착 또는 지압한다. 손바닥(음) 치료점은 금색 압봉, 뜸 요법 등을 적용한다.

3. 처방을 소개하는 과정에서 좌우측 손 방향이 명확하게 지정된 경우는 방향을 꼭 지킨다. 방향지정이 없는 경우는 좌(우)측 양손 모두이거나 환측만 치료하는 것으로 한다.

4. 추가된 큐알코드들은 관련 유튜브 광명건상 자료들이나.

5. 처방의 나열 순서는~
   ① 뇌졸중 경기 등 위급상황을 먼저 실었다.
   ② 그 다음, 신체의 구획에 따라 위에서부터 아래로 내려가며 나열하였다.
   ③ 오장육부의 질병은 오행(木,火,土,金,水) 순서를 따랐다. 간담(肝 膽), 심 소장(心 小腸), 비 위(脾 胃), 폐 대장(肺 大腸), 신 방광(腎 膀胱) 순서로 이어진다.

6. 본 책자의 뒷편에는 점자출혈의 벙어리 손(Thumb) 원리와 광명수지의학을 지원하는 이론들과 춘하추동 정신요법을 실었다.

차 례

서문

일러두기

총론

응급시 사용하는 『광명침』 경혈점 — 12

1. 손등과 손바닥의 『광명침』 치료점 — 12
2. 전통침의 12정혈(井穴)과 『광명수지침』의 요혈 — 14
3. 『광명수지침』 오유혈과 오장육부 치료점 — 16
4. 『광명수지침』 대표 오유혈 치료점 — 18
5. 안면부에 분포된 요혈 — 19

『광명수지침』 상응체계 — 21

1. 손은 인체의 전후면, 손가락은 사지(四肢) — 21
2. 손등은 인체의 뒷면, 중수골 다섯개는 척추 — 22
3. 중수골과 척추 — 23
4. 오장육부 상응점 — 24
5. 손바닥의 삼초 상응점 — 25

『광명수지침』 삼위일체요법 — 27

제1장 사혈요법 처방 — 29

응급 따주기 요법 — 뇌 및 머리 질환

1. 뇌졸중(풍발작) — 31
2. 소아경기(小兒驚氣) — 32
3. 심인성(心因性) 정신혼미 — 34

4. 심계항진—35
5. 익수(溺水) 및 동사(凍死)—36
6. 가스 중독—37
7. 급체—38
8. 목에 걸린 이물질 제거—39
9. 감기—40
10. 두통—42
11. 달모증 44
12. 낙침과 경추 디스크—45
13. 편도선염—46
14. 갑상선염—46

이목구비 질환과 오장육부

15. 목적안통(目赤眼痛) / 노인성 안 질환—48
16. 결막염—50
17. 눈 다래끼—51
18. 백내장—52
19. 혓바늘—53
20. 치통—54
21. 입술이 부르튼 데—55
22. 축농증·비염—56
23. 이명, 이롱, 중이염—58

팔과 다리의 질환

24. 손 바깥 쪽 저림—60
25. 손 안 쪽 저림—61
26. 손목 염좌—62

27. 견비통 — 63
28. 발 바깥 쪽 저림 — 64
29. 발 안 쪽 저림 — 65
30. 발목 바깥쪽 염좌 — 66
31. 발목 안쪽 염좌 — 67
32. 무릎 통증 — 68
33. 좌골 신경통 — 69
34. 발(손)톱의 무좀 — 70
35. 손(발)이 냉할 때 — 71

허리와 가슴의 질환

36. 허리 디스크 — 72
37. 요통 — 73
38. 늑간 신경통 — 74

오장육부 질환의 광명의학적 처방

39. 간장을 강화시키는 법 — 76
40. 간암 · 간경변 — 77
41. 심장을 강화시키는 법 — 78
42. 협심증 — 80
43. 소화불량 — 81
44. 오심구토 — 82
45. 신경성 위장 장애 — 83
46. 당뇨병 — 84
47. 폐를 강화시키는 법 — 86
48. 대장질환과 치질 — 88
49. 신장을 강화시키는 법 — 89
50. 전립선염 — 90

제2장 점자출혈 요법의 치료원리와 구급법

점자출혈 요법이란?

1. 손 끝 점자출혈 원리 — 94

    (1) 손(발)끝의 중요성 – 94
    (2) 소아 경기의 폐경 진단법과 정혈 치료법 – 100

2. 엄지의 「점자출혈 요법」 — 101

    (1) 엄지 손가락 자침 부위의 의의 – 101
    (2) 엄지의 「점자출혈 요법」의 적응증 – 102

3. 점자출혈의 일반적인 작용과 금기(禁忌) — 103

    (1) 점자출혈의 일반적인 작용 – 103
    (2) 점자출혈 요법의 실기 – 105
    (3) 점자출혈의 금기(禁忌) – 106

자율신경과 구급법

1. 자율신경계 — 108

    (1) 교감신경의 작용과 분포 – 108
    (2) 부교감신경의 작용과 분포 – 109
    (3) 자율신경의 상호작용 – 109

2. 구급상황 치료 예 — 110

    (1) 동사와 익수 구급법의 차이 – 110
    (2) 동사 구급법 – 111
    (3) 익수 구급법 – 112

3. 구급법의 유형별 치료점 구분 — 113

제3장 광명수지침법을 지원하는 이론들
 1. 손가락의 가동실험과 『광명수지침』 — 118
 2. 『광명 수지의학』 관계성요법 — 123
 3. 손의 철학 — 128
 4. 광명 손 호흡 뇌 건강법 — 132

제4장 정신적 치유의 길
  봄   봄맞이 건강법 — 146
       환경요법(Eco-therapy : 봄 산을 오르며) — 148
       환경요법(Eco-therapy : 지구와 하나되기) — 150
  여름 필생즉사 필사즉생의 삶 — 152
       환경요법(Eco-therapy : 「물의 영성」 편) — 154
       감사하는 마음과 건강 — 156
       도가(道家)적 건강법 — 158
  가을 가을의 상념 — 160
       새로운 우주관과 인간의 영성 — 162
       영혼의 휴식 - 난 부탁했다 — 165
       병고와 유마경 — 166
       비움과 채움 — 168
  겨울 추위가 없는 세상! — 170
       환경요법(Eco-therapy : 죽음의 슬픔이 주는 치유적 기능) — 172
       정신과 분리된 육체적 건강관의 한계 — 174
       빛과 세상 — 176
       대한의 민족의학·광명 수지요법 — 178

  광명의학 책자 및 기구 소개 — 180
  내용 색인 — 187

총 론

응급시 사용하는 『광명침』 경혈점

『광명수지침』 상응체계

광명수지침 삼위일체요법

응급시 사용하는 『광명침』 경혈점

1. 손등과 손바닥의 『광명침』 치료점
(1) 손등의 경혈

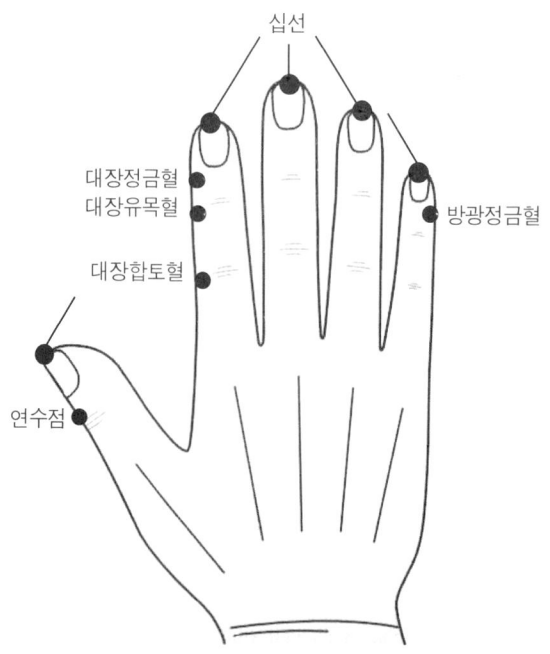

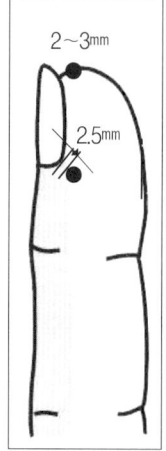

※ 십선 : 열 손가락 끝의 손톱 바로 밑
   (손톱과 2~3mm 정도 떨어진 곳)

※ 손가락의 정혈(井穴) : 손톱 외안각에서
   2.5mm 정도 떨어진 곳.

(2) 손바닥의 경혈

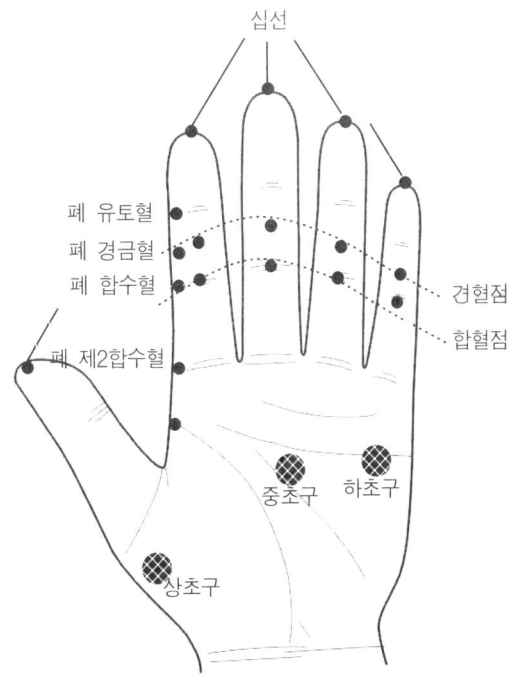

십선 / 합혈점 / 소아 경기의 삼관(三關) 진단법

※ 십선(十宣)은 열 손가락 끝의 손톱 바로 밑에 있는 구급혈이다. 의식 불명 등 위급상황에서 십선을 따주면 모든 경맥이 긴급히 소통되어 의식이 회복된다. 그러나 가급적 최소의 사혈요법으로 치료해주는 것이 가장 바람직하다.

※ 손가락 4개의 합혈점은 전통침의 '사봉'과 같고, 손가락 둘째 마디 중앙에 있는 4개의 경혈점은 고질병에 사용되는 전통침의 기경팔맥(奇經八脈)에 해당된다.

※ 소아 경기(驚氣) 등 위급상황을 진단하는 3관진단(三關診斷)이 있는데 풍관(風關) 기관(氣關) 명관(命關)은 폐경락에 위치한 폐 제2합수혈, 폐 합수혈, 폐 유토혈이다―푸른 혈맥이 위로 올라갈수록 위중하다.

2. 전통침의 12정혈(井穴)과 『광명수지침』의 요혈

(1) 손에 분포된 6개의 정혈

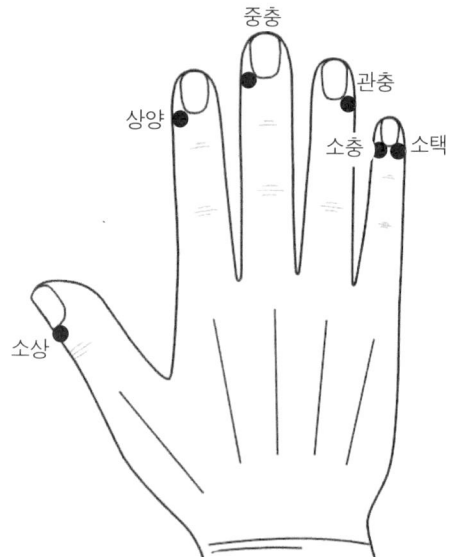

소상 : 폐(肺)의 정혈
상양 : 대장(大腸)의 정혈
중충 : 심포(心包)의 정혈
관충 : 삼초(三焦)의 정혈
소충 : 심(心)의 정혈
소택 : 소장(小腸)의 정혈

정혈(井穴)이란 인체의 오장육부에 대한 에너지(氣)가 우물(井)처럼 처음으로 솟아 흐름이 시작되는 손과 발의 끝단을 말한다.

> 전통침 경혈 '소택'과 광명수지침 '방광 정금혈'은 같은 자리
> 광명수지침 '대장 정금혈'은 전통침의 대장경 '상양'과 일치한다.
> 광명수지침 '방광 정금혈'은 전통침의 소장경 '소택'에 해당된다. 왜냐하면 전통침의 소장경과 방광경은 손과 발의 태양경(太陽經)으로 같은 방향을 흐르고 있다. 그런 까닭에 전통침의 '소택'과 광명수지침 '방광 정금혈'은 같은 혈자리이며 치료작용도 거의 같다.

(2) 발에 분포된 6개의 정혈

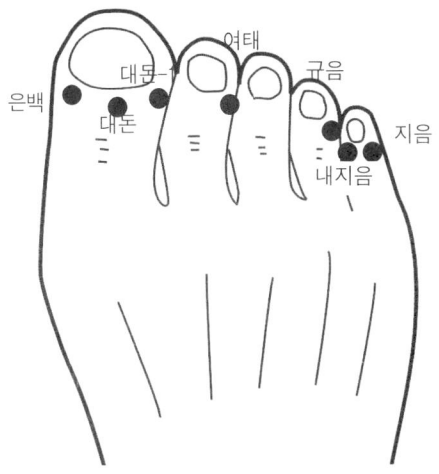

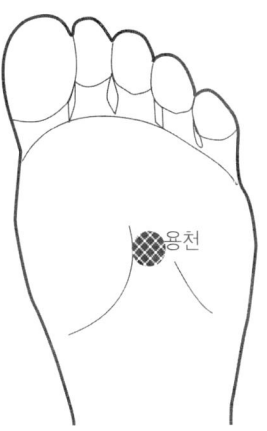

은 백 : 비(脾)의 정혈
대 돈 : 간(肝)의 정혈
여 태 : 위(胃)의 정혈
규 음 : 담(膽)의 정혈
내지음 : 신(腎)의 정혈
지 음 : 방광(膀胱)의 정혈

※ 신경(足少陰腎經)의 정혈은 용천(湧泉)을 말하는데, 발가락 따주기 요법에서는 소지 발가락 안쪽 끝, 내지음(內至陰)을 신(腎)의 정혈로 보고 진단 및 치료를 행한다.

※ 대돈은 엄지발가락 안쪽에 있는 '대돈-1'을 쓰기도 한다.

3. 『광명수지침』 오유혈과 오장육부 치료점

「오유혈 간편 치료법」 : 오유혈을 이용한 따주기 오장육부 치료에는 오장의 병과 육부의 병으로 구분 지어 대략적인 치료를 할 수 있다. 즉

오장(五臟―肝, 心, 脾, 肺, 腎)은 유혈, 경혈, 합혈을,

육부(六腑―膽, 小腸, 胃, 大腸, 膀胱)는 정혈, 유혈, 합혈을 주로 사용한다. ※ '오유혈'을 다른 책에서는 '오수혈'이라고도 표기함.

(1) 손바닥의 유혈(兪穴) 경혈(經穴) 합혈(合穴)

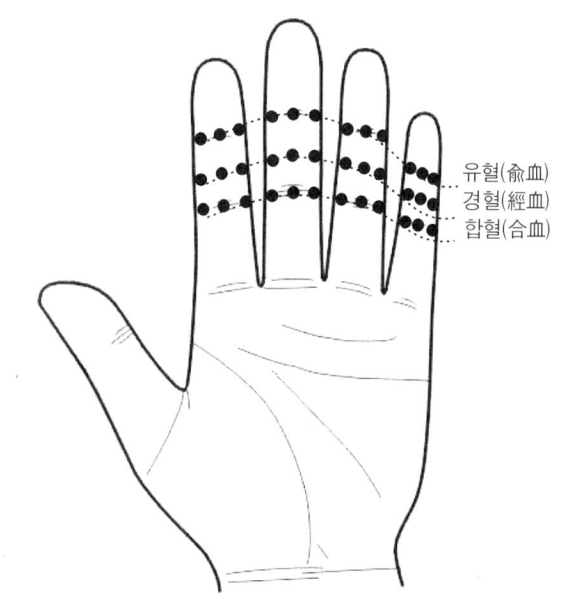

오장의 질병에 사용하는 유혈, 경혈, 합혈

(2) 손등의 정혈(井穴) 유혈(兪穴) 합혈(合穴)

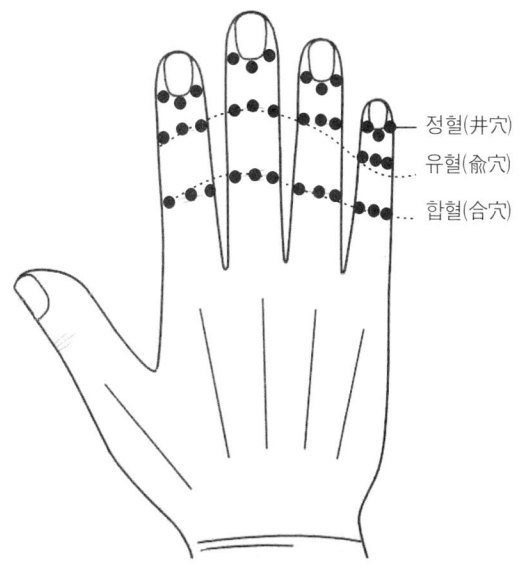

육부의 질병에 주로 사용하는 정혈, 유혈, 합혈

오장육부의 병은 정혈 사혈요법을 주로 사용하지만,
12경맥의 오유혈을 비롯한 중요 경혈을 다양히게 응용하는 치료법이 고려된다.
따주기 방법을 행할 때 『광명수지침』 오유혈 경맥을 이용하는 적용기준은 다음과 같다.

> 광명수지침 오유혈 경맥을 이용하는 적용기준
> 정혈(井穴)은 봄에 생긴 병처럼 급한 병에,
> 형혈(榮穴)은 여름에 생긴 병처럼 열이 나는 병에,
> 유혈(兪穴)은 늦여름에 생긴 병으로 몸이 무겁고 나른할 때,
> 경혈(經穴)은 가을에 생기는 병처럼 기침이 날 때,
> 합혈(合穴)은 겨울에 생기는 병처럼 깊고 오래된 병에 사용한다.
> ※ 형혈은 정혈과 유혈 사이에, 경혈은 유혈과 합혈 사이에 있다.

4. 『광명수지침』 대표오유혈(五兪穴) 치료점

다섯 손가락에는 각각 오장육부을 대표하여 치료에 응용하는 「대표 오유혈」이 있다. 오장의 대표 오유혈은 손바닥 쪽 손가락에, 육부의 대표 오유혈은 손등 쪽 손가락에 위치해 있다.

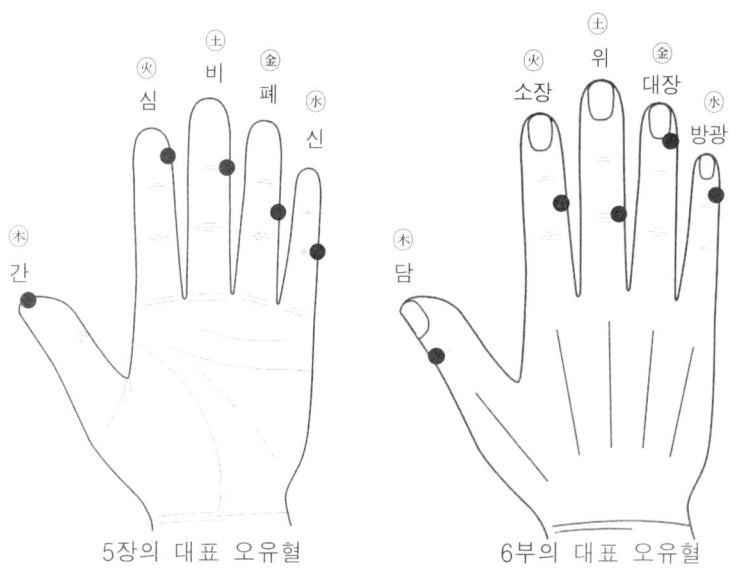

5장의 대표 오유혈　　　　6부의 대표 오유혈

손가락 구분		오 유 혈	치 료 응 용 범 위 및 증 상
엄지 (木)	안쪽	간점	간장병, 늑간 신경통, 눈병, 생식기의 병, 월경이상
	바깥쪽	담점	소화불량(지방질), 황달, 편두통, 정신병, 고혈압
검지 (火)	안쪽	심점	심장병, 빈혈, 건망증, 혀의 병, 언어장애,
	바깥쪽	소장점	사지 무력증, 소화불량, 빈혈, 이명(耳鳴)
중지 (土)	안쪽	비점	소화불량(탄수화물), 당뇨병, 갑상선염, 입술의 병
	바깥쪽	위점	위장병, 상치통(上齒痛), 뒷목 통증, 무릎 관절염
약지 (金)	안쪽	폐점	폐의 병, 피부병, 기관지 천식, 코의 병
	바깥쪽	대장점	대장의 병, 하치통(下齒痛), 변비, 해열
소지 (水)	안쪽	신점	신장병, 양기부족, 전립선염, 불임증, 귀의 병
	바깥쪽	방광점	방광의 병, 전신부종, 오줌소태, 후두통, 눈의 병

5. 안면부에 분포된 요혈

(1) 안면부 정중선 요혈

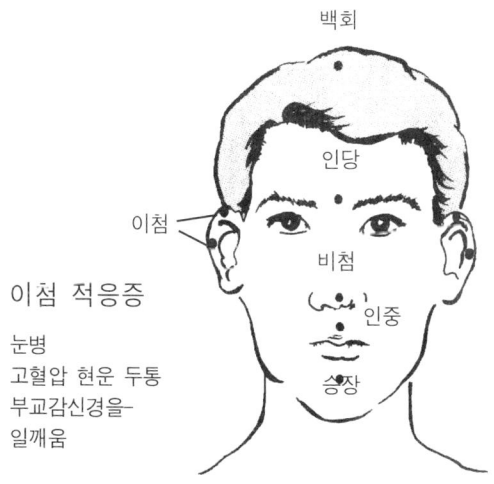

이첨 적응증

눈병
고혈압 현운 두통
부교감신경을
일깨움

(2) 측두 태양 및 유양돌기부분의 요혈

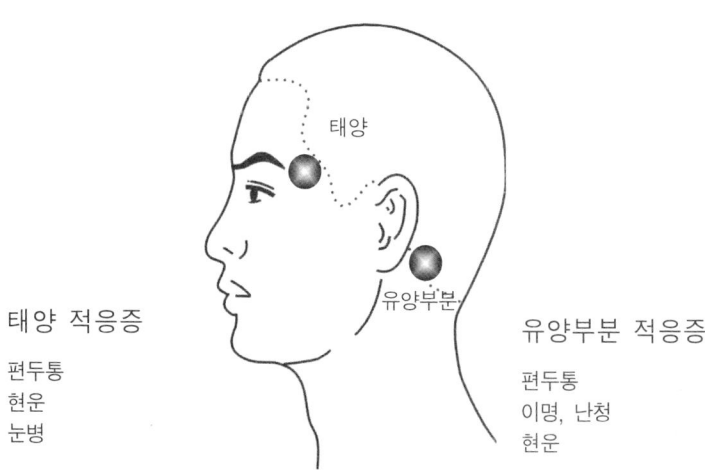

태양 적응증

편두통
현운
눈병

유양부분 적응증

편두통
이명, 난청
현운

(3) 설첨하부 금진 옥액 부위

혀를 거즈 등으로 감싸서 잡아 주물러주고, 혀를 올려 푸르스름한 혈관을 사혈 한다.

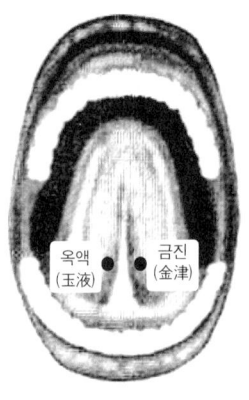

적응증

언어장애
심계항진
고혈압성 이명

(4) 콧속

비경(鼻鏡)을 이용하여 콧속을 들여다보면서 비갑개 부근에서 자라난 비치(鼻痔)나 염증 부위를 확인하여 바르게 앉은 자세에서 머리를 등받이나 벽에 기대고 긴 삼릉침으로 느리고 부드럽게 사혈 한다.

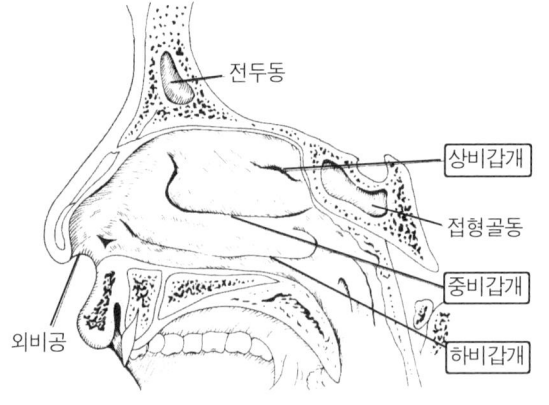

적응증

고혈압
뇌압증가
목적(目赤)안통
비염 축농증

『광명수지침』 상응체계

1. 손등과 바닥은 등과 흉복부, 손가락은 사지와 머리

광명수지침 손등은 몸의 뒷면, 손바닥은 몸의 전면이다.

손가락 다섯 개는 척추와 상하 좌우로 연결된 머리와 사지이다.

즉 인체는 엄지 머리(뇌)로부터 중심선을 따라 척추(脊椎-손의 중수골)가 형성되고, 척추로부터 좌우로 확장되어 사지(四肢-엄지를 제외한 네 손가락)가 분화되었다. 흉추, 요추에 해당된 제2, 3 중수골과 이어진 제 2, 3지는 팔, 선추와 미추에 해당된 제4, 5 중수골과 이어진 제 4, 5지는 다리이다.

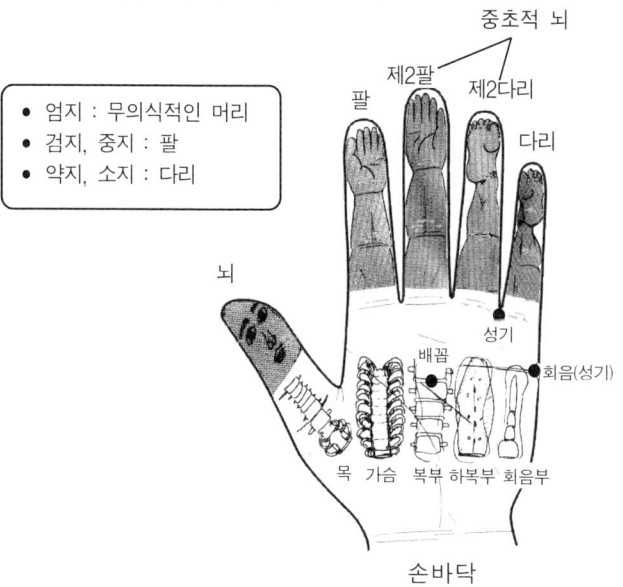

- 엄지 : 무의식적인 머리
- 검지, 중지 : 팔
- 약지, 소지 : 다리

※ 엄지는 무의식적인 머리, 제2의 팔과 다리에 해당된 중지와 약지는 엄지를 제외한 손의 중심 위치적 특징에 따라 제2의 팔과 다리이며 동시에 의식적 머리(중초적 뇌)가 되기도 한다.

※ 두 다리 사이에는 성기, 미골 끝 앞쪽에는 회음(내성기)이다.

2. 손등은 인체의 뒷면,
중수골 다섯개는 척추 5종류

햇볕에 그슬린 인체의 뒷면은 양(陽)으로 검고, 그늘진 앞쪽은 음(陰)으로 희다. 광명수지침 상응요법을 적용함에 있어 눈에 잘 보이는 손등은 양경(陽經)으로 우리 몸의 현재상태 즉 등과 허리 부분의 척추를 상응한다.

※ 평소에는 잘 보여지지 않고 손을 펴야만 보이는 손바닥은 음경(陰經)으로 태아 때의 웅크린 모습이며 지금의 복부이다.

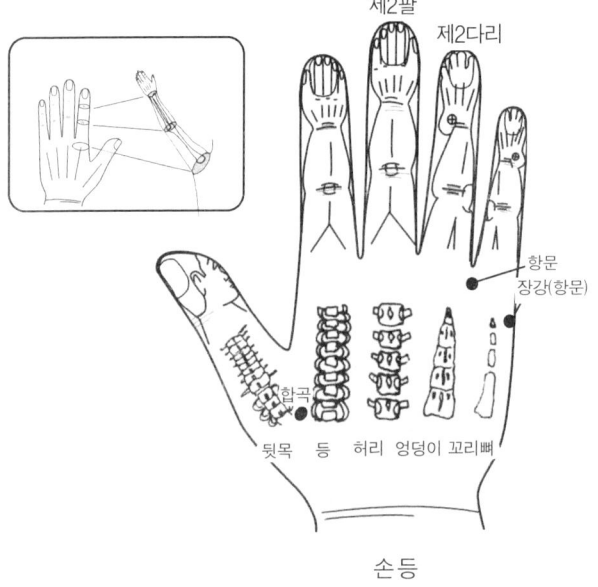

손등

※ 뇌신경이 흐르는 경추 옆에는 전신반응점(합곡)이 있다.

※ 두 다리(다리와 제2의 다리) 사이에서 뒤로는 항문, 제 5 중수골 끝단인 미골단에는 '장강'(항문)이 있다.

※ 손등에 나타난 엄지를 제외한 네 손가락은 각기 3개의 관절로 되어있다. 이는 팔 다리 사지에서 3개의 관절 바깥쪽을 상응한다.

3. 중수골과 척추의 상응

손의 가운데 손뼈인 중수골(中手骨-주먹을 쥐었을 때 손등의 부챗살 모양의 손뼈) 5개는 척추뼈 5종류를 순차적으로 상응한다.

엄지측 - 경추(頸椎 : 목뼈 7개)와 흉추 상부(1번~4번)
검지측 - 흉추(胸椎 : 등뼈 12개)의 중하부(5번~12번)
중지측 - 요추(腰椎 : 허리뼈 5개)
약지측 - 선추(仙椎 : 엉덩이 선골 엉치뼈 5개)
소지측 - 미추(尾椎 : 항문 뒷쪽의 꼬리뼈 4개)

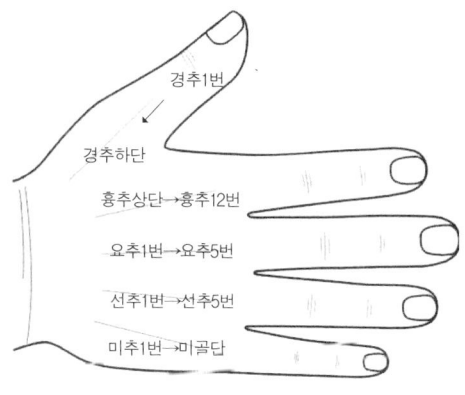

중수골과 5종류의 척추

※ 인체는 뇌로부터 척수를 따라 발달되듯이 머리로부터 척추가 형성되고, 척추를 중심으로 옆으로 확장되어 지체를 이루게 된다.
  따라서 광명수지침의 경추는 엄지 첫마디부터 경추1번이 시작되지만, 그 외의 척추는 손목 방향 중수골부터 손끝 방향으로 배열되는 순서에 따라 순차적으로 상응된다.
  이러한 상응적 배열순서에 따라 손가락들의 상지와 하지가 결정되고, 중수골 옆에는 인체의 척추 옆에 있는 오장육부(방광경 유혈)와 똑같은 상응점이 손등에서도 오장육부 치료점으로 나타난다.

4. 중수골 오장육부 상응점

인체의 대들보인 척추 즉 경추, 흉추, 요추, 선추, 미추의 정중앙에는 독맥(督脈)이 흐르고, 그 옆으로 방광경(膀胱經) 유혈이 있다.
　방광경은 안쪽 눈꼬리 정명에서 시작하여 머리 등 뒤, 뒷다리를 거쳐 새끼발끝으로 흐르며, 이 방광경에 속하는 등과 허리의 유혈(兪穴)은 오장육부의 질병반응 및 치료점이다.
　손등 중수골 하단은 방광경 유혈과 같은 장기 반응점이 있다.

　　　제1중수골 옆에는 좌우측 폐, 또는 뇌신경
　　　제2중수골 옆 좌측은 심장, 비장, 위의 분문(噴門)
　　　　　　　　 우측은 간장, 담, 위의 유문(幽門)
　　　제3중수골 옆 좌측은 좌측 신장, 대장의 하행 결장
　　　　　　　　 우측은 우측 신장, 대장의 상행 결장
　　　제4중수골 옆 좌우측은 소장, 방광이 상응된다.

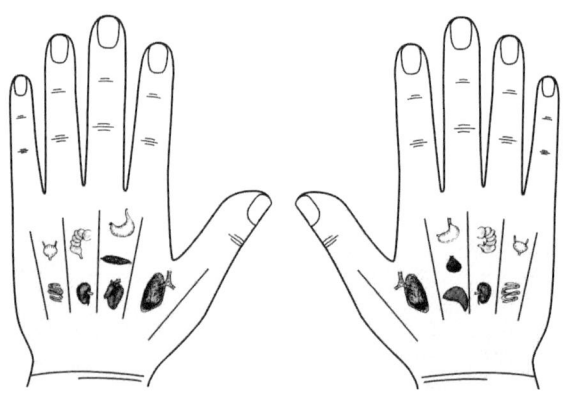

『광명수지침』 오장육부 진단 및 치료점

※ 중수골 오장육부의 상응점 위치는 신경분포(요골신경-정중신경-척골신경)와 똑같은 순서에 따라 엄지부터 시작되어 검지 중지 약지 소지 방향으로 배열된다. 또 좌우측 손에 배당된 오장육부의 방향은 좌우측으로 치우친 장기와 방향이 동일하다.

5. 손바닥에서 찾는 삼초 상응점

손등은 외부로 노출되어 항상 눈으로 볼 수 있기 때문에 현재의 상태가 각인되어 자신의 척추 뒷면이 상응되었다. 한편 손바닥은 손가락으로 감싸고 있듯이 태아가 팔과 다리를 구부리고 손바닥 중앙은 탯줄에 의존하듯 배꼽 즉 제대권(臍帶圈) 이다.

우리 몸의 전면은 위치에 따라 상 중 하 3부분으로 나누고, 그 기능에 따라 생체에너지의 흡수(吸收) 분배(分配) 그리고 정화(淨化)라는 3가지 구분 즉 삼초(三焦)로 구분한다.

상초(上焦) : 가슴과 흉곽의 폐와 심장이며, 엄지측 손바닥.
중초(中焦) : 복부의 간, 비장, 위, 소장이며, 중지측 손바닥.
하초(下焦) : 하복부의 신장과 이어지는 방광 및 대장이며,
            소지측 손바닥이다.

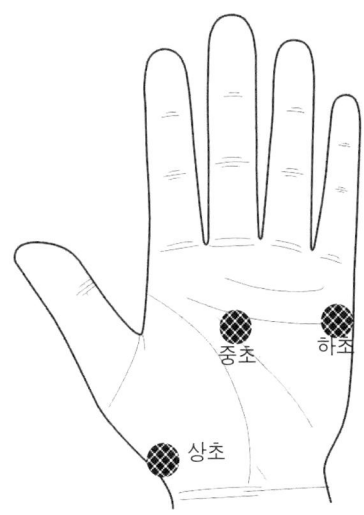

※ 손바닥의 삼초는 전통경혈의 어제(상초), 노궁(중초), 소부(하초)에 각각 해당된다.

삼초와 신경분포

손바닥 삼초는 손에 분포된 3개의 피신경(요골신경, 정중신경, 척골신경)분포와 유사하게 분할되어 있다. 즉

상초는 요골신경이 분포된 엄지측 중수골 부분,

중초는 정중신경이 분포된 중지측 중수골 중간,

하초는 척골신경이 분포된 소지측 중수골 중간에 있다.

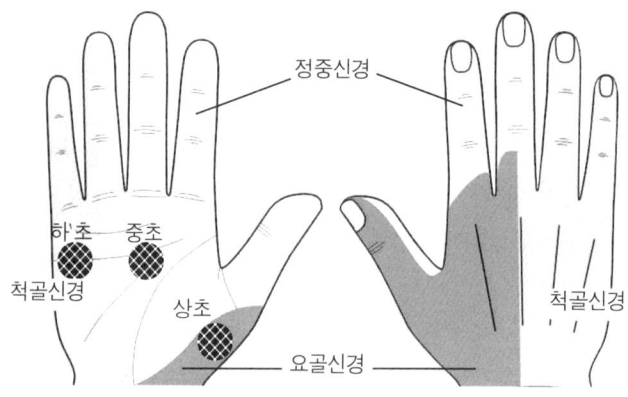

손의 피신경 분포와 삼초구

삼초의 역할

중초 : 음식물로부터 영양물질을 흡수하여 기혈(氣血) 생산 유지의 기초인 혈화작용(血化作用)을 한다.

상초 : 중초에서부터 받아들인 영양물질과 하늘로부터 받아들인 천기(天氣)를 합해 생명현상에 필요한 에너지를 공급하는 기화작용(氣化作用)을 한다.

하초 : 중초와 상초작용의 부산물인 노폐물질을 배출하는 정화작용(淨化作用)과 자손을 잇는 정화작용(精化作用)을 한다.

광명수지침 삼위일체요법

광명 수지의학은 손바닥과 손등, 그리고 손끝에 대한 치료법을 달리 한다. 즉 손의 음(손바닥)은 양적인 방법으로, 손의 양(손등)은 음적인 방법으로, 음양이 합류하는 교차점(손끝)은 음양을 동시에 자극하는 치료법을 사용한다.

그러므로 광명수지의학은 손끝에서 음양을 동시에 소통시키는 따주기 방법을 사용하여 위급상황을 모면하게 한다.

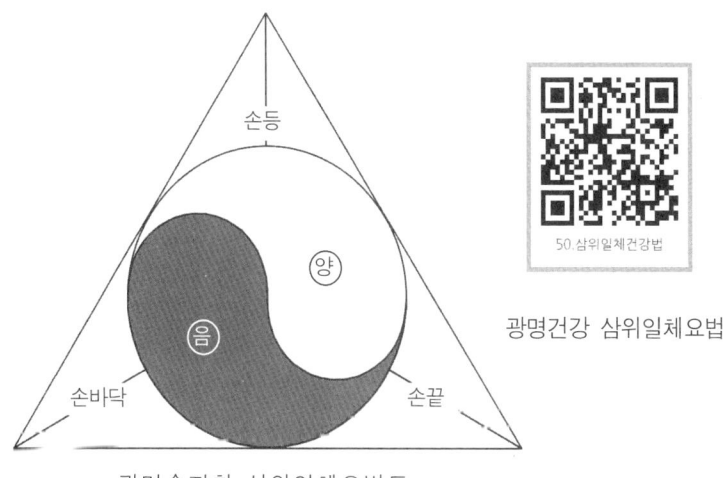

광명수지침 삼위일체요법도

◆ **손등**은 손의 양경(陽經)으로 음(陰)적인 방법을 적용!
  은색 압봉, T침, 자석 N극, 강한 운기 지압.

◆ **손바닥**은 손의 음경(陰經)으로 양(陽)적인 방법을 적용!
  금색 압봉, 자석 S극, 부드러운 운기지압, 광명수지 뜸법.

◆ **손끝**은 음양(陰陽)의 교차점으로 **사혈 요법 적용**!
  십선(十宣), 기단(氣端), 12정혈(井穴) 따주기.

『광명수지침』 따주기 요법

　첨단의 의료 기술이 광범위하게 활용되는 요즈음도 여전히 응급사혈요법 (일명 따주기 요법)은 위급 상황을 모면하는 좋은 비법으로 널리 이용되고 있다.
　옛부터 우리 선조들은 급체, 정신혼미, 어린이 경기 등의 상황에 접하게 되면 엄지손가락 손톱 뿌리부분을 바늘로 따주어 위급 상황을 모면하곤 하였다.
　「광명침 따주기 요법」을 가장 잘 대표할 수 있는 것이 바로 위급 시에 바늘로 구급 경혈점을 자상하여 위급 상황을 벗어나는 「엄지손가락 사혈(瀉血) 요법」이다.
　그런데 손끝이나 엄지손가락 손톱 뿌리 부분을 따주면 기절했던 사람이 깨어나고, 급체가 해소되는 지의 까닭을 설명하는 여러 이론들에서 그리 신통한 대답을 접해볼 수 없었다.
　필자는 이러한 한계를 손에 대한 이해의 부족으로 생각하여 『광명수지침법』의 상응체계 이론을 내놓게 되었다.
　『광명수지침 상응체계』는 손과 전신을 대비시켜 놓은 치료 체계로서 특히 척추와 사지 관절의 골격구조를 손의 골격 상태와 상응시킨 것이다. 예컨대,

- 손바닥은 몸의 전면, 손등은 몸의 뒷면에 해당된다.
- 손가락 다섯 개는 머리와 사지를 각기 상응한다. 특히 엄지손가락은 무의식적인 머리로 위급상황에서 뇌를 깨어나게 하는 치료점이다.
- 인체는 뇌에서부터 중심선을 따라 척추(脊椎)가 형성되고, 척추로부터 좌우로 확장시켜 사지(四肢)가 분화된다.
- 척추와 중수골을 동일시하는 광명수지침은 손등에 있는 부챗살 모양의 손뼈(중수골)를 척추로, 중수골 사이 함몰된 부분을 방광경 유혈점처럼 오장육부의 반응점으로 본다.

제1장
사혈요법 처방

- 응급 따주기 요법 — 뇌 및 머리 질환
- 이목구비의 질환과 오장육부
- 팔과 다리의 질환
- 허리와 가슴의 질환
- 오장육부의 질환의 광명의학적 처방

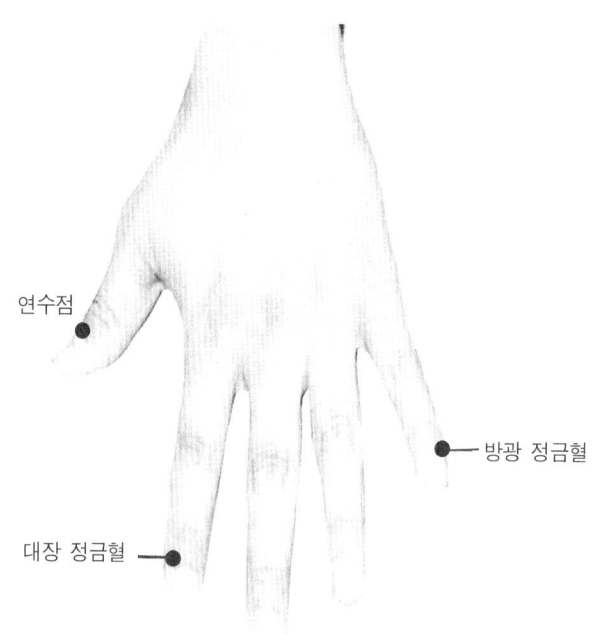

연수점, 대장 정금혈, 방광 정금혈 사혈점

※ **연수점**은 의식불명을 극복하여 호흡곤란과 급체를 해소한다.

※ **대장 정금혈**은 해열과 정화작용을 촉진한다.

※ **방광 정금혈**은 머리와 눈을 밝게 하고 뇌 척추의 기능을 향상시킨다.

응급 따주기 요법 — 뇌 및 머리 질환

1. 뇌졸중(풍발작)

- 개요 : 뇌혈관의 출혈이나 막힘으로 인한 의식 불명상태
- 처방 : 연수점(엄지손가락 중앙 손톱뿌리 부분에서 움푹 패인 곳) 및 소상, 중상, 노상 3점 따주기

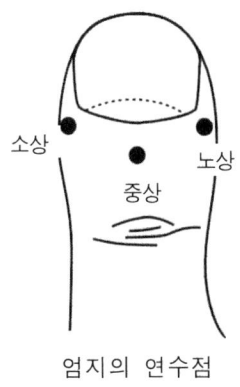

엄지의 연수점

응급사혈요법 42에 이어지는 43편도 유튜브 광명건강에서 참조바랍니다.

※ 뇌출혈과 혈전 : 혈압이 높으면 뇌출혈(뇌졸중)을 우려하게 되는데, 이와 비슷한 증상으로 뇌혈전(腦血栓)이 있다.
뇌혈전은 뇌출혈이 아닌 뇌혈관의 막힘 현상이다.

※ 연수점은 전통침법의 '중상(中商)'에 해당된다.
엄지손가락은 사람의 머리에 상응되고, 연수점은 후두부 연수이다.
연수는 호흡뿐만 아니라, 음식물의 연하운동도 담당한다.

2. 소아경기(小兒驚氣)

- 개요 : 유아기 어린이의 체온이 39℃를 넘어 의식을 잃고 까무러친 상태
- 처방 : 대장 합토혈(둘째손가락을 구부려 사혈함), 십선, 폐경맥의 3관 치료점(풍관, 기관, 명관)

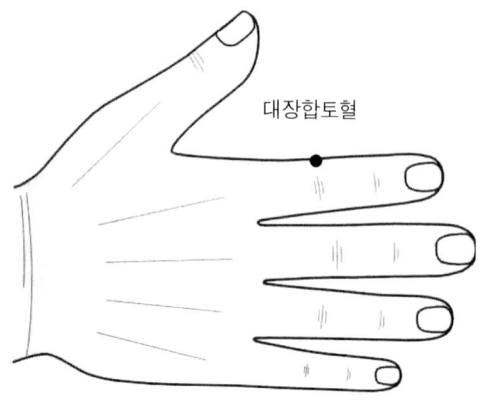
대장합토혈

• 대장 합토혈은 전통침 법의 '이간(二間)'으로 고열 발생시 초기에 사용하면 해열이 잘 된다.

소아 경기의 폐경맥 3관 진단법

어린 아이에게 경기(驚氣) 현상이 나타나면 『광명수지침』폐경맥이 올라가는 순서로 점차로 검푸른 경기반응(驚氣反應)이 나타난다.
경기가 점차 진행됨에 따라 '폐 제2 합수혈(風關)'에 나타나고, 좀더 위중(危重)하면 '폐 합토혈(氣關)'로, 보다 더 위중해지면 '폐 유토혈(命關)'까지 올라가 돌이킬 수 없는 후유증이 남게 된다.
경기의 예방은 폐경의 줄기를 따라 검푸르게 올라오는 경기 반응점을 좇아 사혈 해 준다.
또한 폐와 표리관계(表裏關係)에 있는 대장경의 '대장 합토혈'을 사혈 해 주고, 이미 경기가 발작하였으면 '십선'에서 사혈 해 준다.

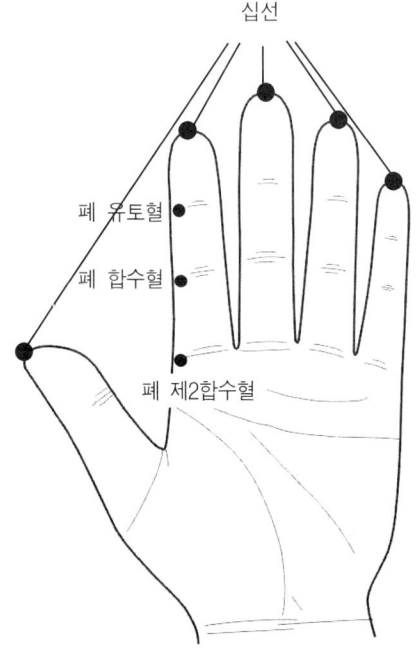

※ 경기가 이미 발작했을 때는 열 손가락 끝 손톱 바로 밑(십선-十宣)에서 모두 사혈 해준다.

※ 경기 치료법을 적용하여 경기현상이 없어졌다 하더라도, 구토 소화장애 두통 등이 계속되면 뇌염, 뇌막염 등의 합병증이 나타날 수 있으므로 전문의와 상의하시기 바란다.

3. 심인성(心因性) 정신혼미

- 개요 : 갑자기 쇼크를 받아 정신이 몽롱할 때
- 처방 : 연수점과 방광 정금혈(소지 손가락 손톱뿌리 바깥쪽 끝)

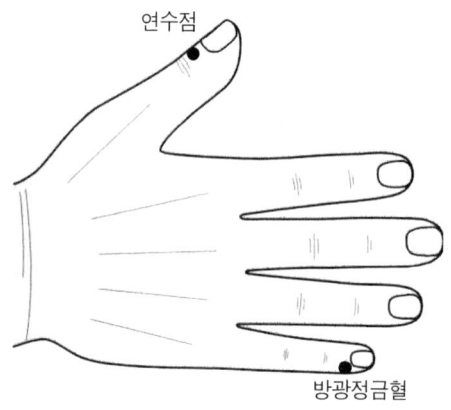

◆ 보조 혈자리 1 : 인중(人中, 코 밑) + 인당(印堂, 양 눈썹 사이) + 승장(承漿, 입술 밑)

◆ 보조 혈자리 2 : 이첨(耳尖 귀를 세로로 접었을 때 나타나는 최상점)에서 사혈

방광 정금혈은 전통침의 '소택'

『광명수지침』에서 '방광경의 정혈'은 소지 손가락 손톱뿌리 바깥쪽 끝에 있다.
이 자리는 전통침 경락학설에서는 소장경의 '소택'에 해당된다.
소장경과 방광경은 손과 발의 같은 태양경(手·足 太陽經)으로 에너지 흐름이 동조된다. 따라서 전통침 '소택'은 광명수지침 '방광정금혈'과 같은 정혈이다.

4. 심계 항진

- 개요 : 가슴이 두근거리고, 정신이 불안해질 때
- 처방 : 좌측발 은백＋방광 정금혈

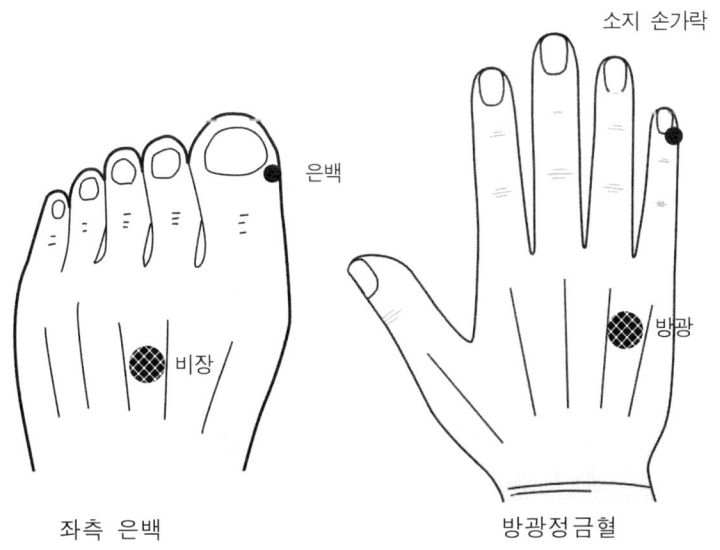

좌측 은백　　　　　방광정금혈

은백 사혈법

평소 소식하고 소화장애가 자주 나타나는 소음성 체질자가 음식을 먹은 후 심장이 두근거릴 때 좌측 은백을 사혈하면 좋다.
은백은 비(脾)의 정혈이며, 비는 좌측 장기이므로 좌측만 사혈하는 것이 효과가 좋다. 우측도 함께 사혈하면 치료 효과가 반감되어 버린다.

방광 정금혈 사혈법

신장 방광기능이 저조한 소양체질자가 공포에 질리거나 정신적 쇼크를 받게 되면 심계항진이 오래 지속된다.
이럴 때는 방광 정금혈을 사혈한다. 좌우측 모두 사혈 해주나 좌우측 손 방광점을 똑같은 힘으로 눌러보아 보다 양성인 쪽을 먼저 사혈한다.

5. 익수(溺水) 및 동사(凍死)자 구급법

● 개요 : 물에 빠지거나 추위로 체온이 낮아져 의식이 없을 때
● 처방 : 연수점, 코밑 인중(人中), 백회, 발바닥의 용천(湧泉),
    회음 (會陰 : 성기와 항문 중간으로 자침 또는 쑥뜸)

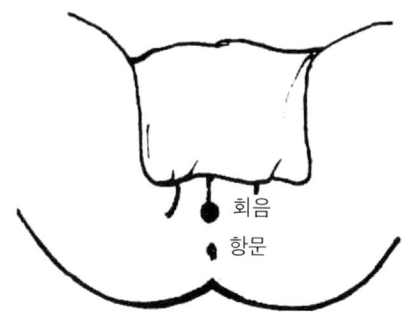

◆ 익수자 항문 진단법 : 익수자를 건져 올려 구급법을 행하였어도 회생하는 기미가 보이지 않으면 항문을 관찰한 후 인공 소생법 지속여부를 결정한다. 항문이 아직 수축된 상태이고 온기가 있으면 회음에 쑥뜸을 해준다. 쑥뜸이 준비되지 않았으면 담뱃불을 점차 가까이 접근시키기를 반복해서 열감을 가해준다.

◆ 익수자의 이물질 제거와 기도 유지 :
엎드린 상태에서 두 팔로 복부를 걸쳐 들어 물을 토해낸다.
바르게 눕혀 고개를 뒤로 제키고 턱을 잡아당겨 기도를 유지해 준 뒤, 사혈법과 인공 호흡법을 계속한다.

※ 응급 조치시 주의 사항
익수자나 동사자는 체온유지가 중요하다. 온열은 반드시 뒷목과 복부에 가해준다. 사지를 복부보다 먼저 덥히거나 마사지 해주면 뇌와 중요한 장기에서는 혈액 부족현상이 나타나 허망하게 절명한다.

6. 가스 중독

🔵 처방 : 연수점, 십선(十宣), 코밑(人中), 머리 끝(百會) 사혈
　　　　(※ 신선한 곳에서 응급조치가 이루어져야 한다.)

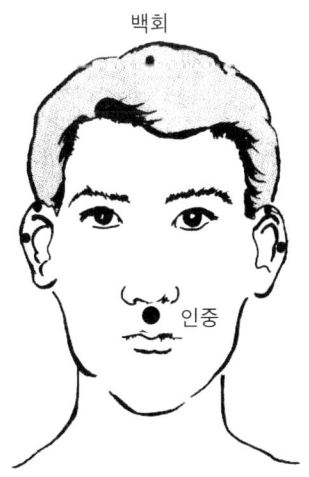

◆ 응급 조치시 주의사항

　연탄가스 중독자, 질식자는 체내에 산소가 결핍된 상태이므로 조금밖에 남아 있지 않는 체내의 산소를 뇌와 중요한 장기에 우선 공급을 해 주는 것이 중요하다. 우선 신선한 장소로 옮겨 연수점을 비롯한 상기 치료점에서 따주기만 행하고 잠시 기다린다.

> ※ 순환장애로 인한 응급조치는 뒷목을 마사지하는 것으로 한정한다. 의식이 희미할 때에 사지 마사지를 강행하면 혈액 순환이 사지로 촉진되는 반면, 뇌와 심장 폐 등에는 산소가 결핍되어 허망하게 절명한다.

7. 급체(急滯)

- 개요 : 음식이 위의 상구(분문)에 걸려 곤란할 때
- 처방 : 손과 발의 연수점, 좌측발 은백에서 사혈

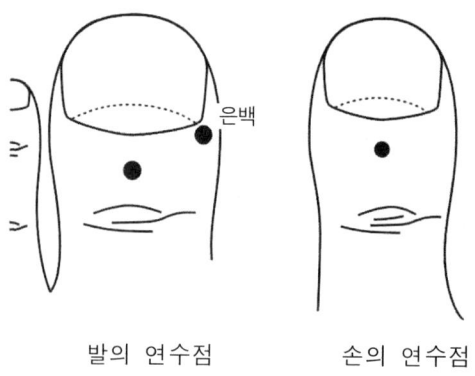

발의 연수점   손의 연수점

※ 발의 '은백'은 좌측에서만 사혈한다.
12경맥 중 비경(脾經)은 좌측에서 작용이 강하게 나타난다.

※ 은백은 비장과 췌장의 기능을 촉진시킨다.

※ 중초구를 이쑤시개 등으로 강하게 지압하여 2-3분 있어주면 체기가 풀리는 경우가 많다.
중초구는 손을 꼭 쥐었을 때 중지 손가락 끝이 손바닥에 닿는 곳이다.
이곳은 광명수지침 이론에 따르면 태아의 탯줄이 연결되어 있는 제대권(臍帶圈)으로, 소화 및 흡수에 중요한 곳이다.

8. 목에 걸린 이물질 제거

● 개요 : 이물질이 목에 걸려 질식하게 될 경우
● 처방 : 소상에 사혈 후

　응급조치 : 우선 머리를 뒤로 제껴 뒤쪽에 있는 식도는 닫히고, 식도 앞쪽의 기도는 열리게 한다. 기도가 열려 호흡이 가능해진 후, 배꼽 바로 위 ('하완'에 해당됨)를 순간적으로 눌러 주면 기도와 식도가 동시에 열리면서 꼭 막힌 이물질이 배출될 수 있다.

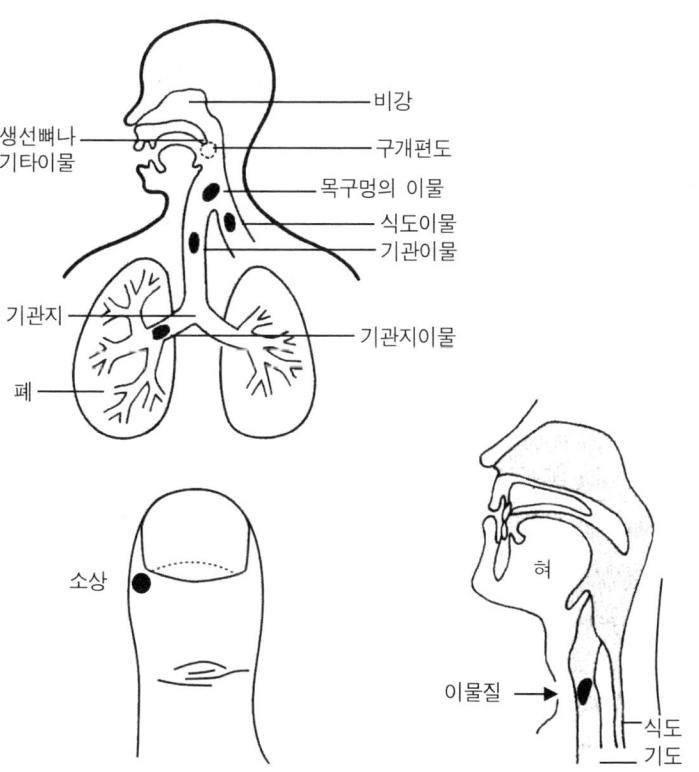

9. 감기

- 제1처방 : 3상(소상 중상 노상), 중초적 편도구, 인중(코밑 움푹 들어간 곳)에 사혈
- 제2처방 : 대장 정금혈 1점 사혈 후 7방울 이상 방혈
- 제3처방 : 대추 부위 쑥뜸

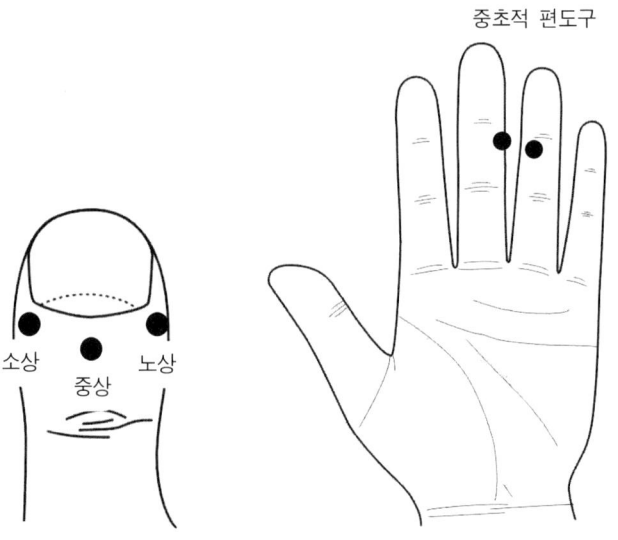

엄지손가락 3상
※ 중상은 연수점에 해당됨.

※ 중지와 약지 손가락 안쪽 둘째마디 중앙 부위에서 중지와 약지의 접합 부위측

3상의 사용구분

소상 : 기관지 천식, 폐렴, 급체, 정신혼미 등 태음성 체질자에게 대장 정금혈과 함께 사용하면 효과적이다.
중상 : 후두부 연수점으로 정신혼미, 급체, 호흡곤란.
노상 : 심계항진, 심장쇼크, 정신혼미, 급체.

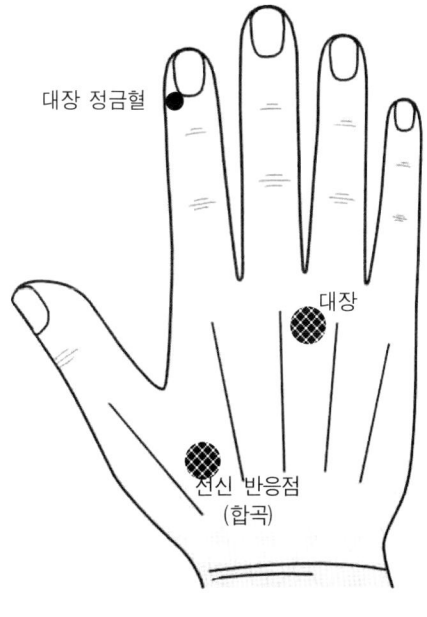

대장 정금혈

```
  대장 정금혈 사혈법
① 좌우측 전신반응점(폐점)을 동시에 눌러보아 압통반응이 양성인 쪽의
   대장 정금혈을 자상한다.
② 자상 후 주물러 짜 5~7방울 정도 사혈시킨 후 전신반응점을 눌러 좌우
   압통현상이 개선됨을 확인 한다.
③ 압통현상이 현저하게 줄지 않았으면 재차 사혈시킨 후 압통을 비교해
   보면 좌우 압통 차이가 소실된다.

※ 대장 정금혈은 간은 크나 심폐기능이 약한 태음성 체질에 효과적인
치료점이다. 태음성 체질자의 건강관리는 통변을 잘하는 것이 관건이며,
대장기능의 이상시 발열, 고혈압, 알레르기성 질환 등이 나타난다.
```

10. 두통

- 개요 : 머리가 무겁고 아플 때
- 제1 처방 : 방광정금혈, 대장정금혈, 이첨사혈

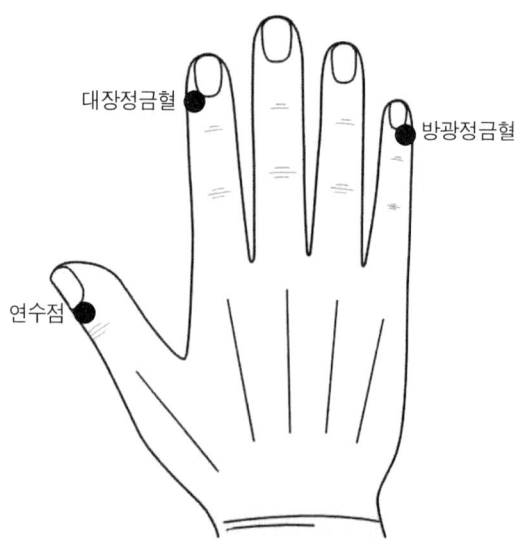

- 제2 처방 : 「호박침주기 사혈법」

> 머리 사혈법
>
> 두통이 장기화된 경우는 예전에 머리에 가해진 직접적인 타박상이 어혈로 남아 있다가 양성화되는 경우가 많다.
> 머리의 타박은 그 부위에 따라 뇌 관할영역에 해당되는 신체부위의 기능뿐 아니라, 뇌의 혈액 순환도 저하되어 항상 머리가 무겁고 맑지 못하게 된다.
> 타박 충격에 의한 손상은 머리를 지그시 눌러보면서 잘 관찰해 보면 찾아낼 수 있다. 어떤 부분은 좀 물렁하게 만져지고 또 어떤 곳은 골치가 찡하게 울리거나 시원하게 느껴진다.
> 『광명침 사혈법』은 이런 부위의 오래된 증상을 단 1-2회 처치로 치유시킨다 (광명의학에서는 이를 「호박 침주기 사혈법」이라 한다).

호박 침주기 사혈법

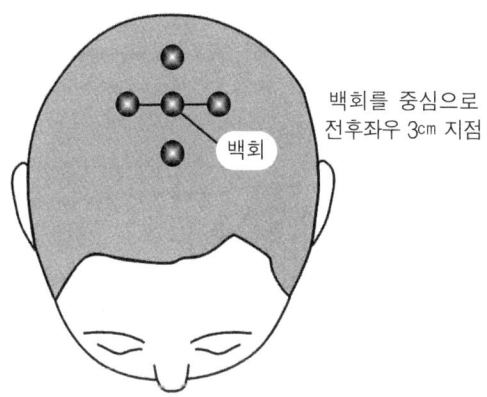

광명침 머리 사혈법에 사용된 머리 치료점

머리 사혈법은 뇌의 기능영역과 관련해서 정해졌다.

시각에 관계된 '시각구'는 눈이 있는 반대쪽 즉 두개골의 뒷쪽 후두융기가 있는 좌우측에 나타난다.

청각에 관련된 '청각구'는 시각구의 아래 바깥쪽에 있다.

언어 장애에 대해서는 대뇌 중심회 전후에 나타난 운동영역과 감각영역에 따라 '명명성 언어구'와 '감각성 언어구'로 구분된다.

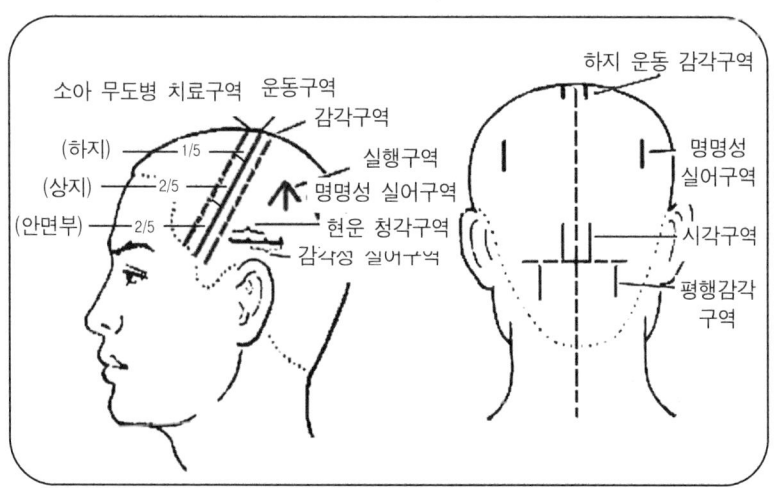

11. 탈모증(脫毛症)

● 제1처방 : 탈모부위에 대한 자상 및 부항요법

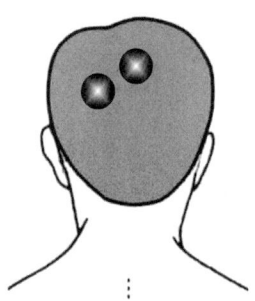

탈모부위 부항사혈

탈모증은 혈중 남성호르몬 농도와 관계가 있는 영구탈모가 있고, 일시적인 탈모현상으로는 열성질환 후 또는 방사선치료나 칼륨, 주석, 비소 등과 같은 성분이 포함된 약물을 복용하여 탈모된 경우가 있다. 또 영양부족, 염증성 피부질환, 만성 소모성 질환, 내분비 질환 등에 의해서 탈모가 일어날 수 있다.

한편 머리의 군데군데가 탈모되는 원인을 알 수 없는 원형탈모증(alopecia areata)은 진균 감염이나 스트레스, 물리적 손상 등으로 추측되고 있다.

탈모와 신기(腎氣)

탈모현상은 남성에게 있어서 나이 40에 이르면 신기(腎氣)가 쇠퇴하기 시작하여 모발은 빠져 대머리가 되고, 반면에 턱수염은 무성하게 되는 경우가 많다.
사람의 머리카락은 평균 10만개 정도이며, 하루 평균 빠지는 머리카락과 새로 돋는 머리카락의 비율에 따라 탈모의 진행여부는 결정된다.
하루에 50~60개 정도 빠지는 것이 정상이다.
또 머리카락은 하루에 0.3~0.4mm정도 성장하는 것으로 알려져 있다.

12. 낙침과 경추 디스크

● 개요 : 낙침(落枕)은 베개를 잘못 베고 자서 목과 어깨가 불편한 증상이다.
● 처방 : 경추구역＋중초적 경추구역＋어깨점(압봉 요법)
  방광 정금혈＋제2방광 정금혈(사혈요법)

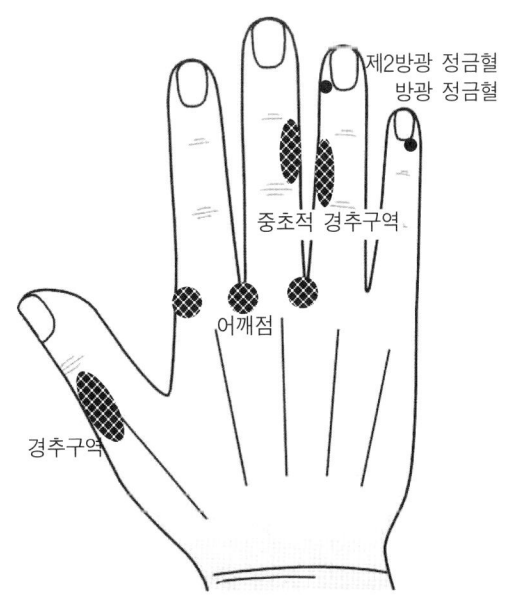

경추 변위와 팔의 장애

경추는 작은 척추가 길게 쌓여진 모습으로 외부 충격에 취약하여 왜곡이 잦다. 또 요즘 교통 사고로 차가 급정거를 하거나 충돌사고가 있을 때도 목이 변위되어 팔이 저리거나 통증이 나타나는 경우가 많다.
이처럼 경추가 변위되면 손상된 부위에 따라 경추신경이 지배하는 목과 어깨가 불편해지고, 상완신경(上腕神經)이 압박되어 팔이 저려 온다.
이럴 때 척추신경의 분포 영역을 관련지어 경추의 손상 부위를 예측하여 전통 경락학설의 경락줄기와 상완신경의 흐름을 살펴, 관련되는 경맥의 정혈에서 사혈시켜주면 통증이 경감된다.

13. 편도선염

⬤ 처방 : 소상 + 편도구 + 중초적 편도구

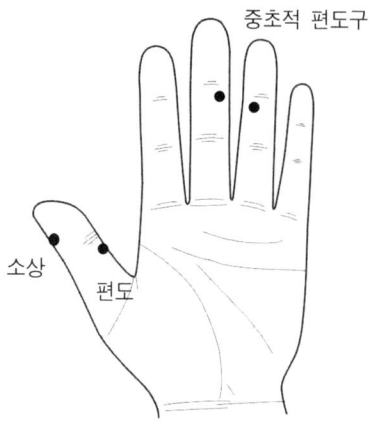

14. 갑상선염

⬤ 처방 : 소상 + 갑상선구 + 중초적 갑상선구

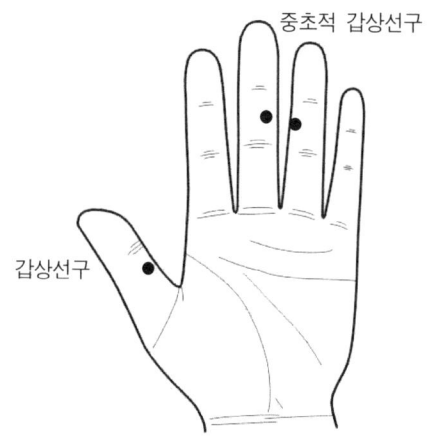

※ 편도선은 목 상단 좌우에 있고, 갑상선은 목 중앙 갑상연골 하단에 있다. 갑상선이 부을 경우 그 외곽선을 '울타리 침법'으로 치료한다.

이목구비 질환과 오장육부

인체의 흉곽과 복부에 있는 오장육부의 기능은 오관에 영향을 주고 있다. 이를 오장과 오관의 관계라고 하는데 장기의 질병을 진단하거나 이목구비의 질병을 치료할 때 응용한다.

- 간개규우목(肝開竅于目) : 간은 눈에 개공(開空)한다.
  간은 혈(血)을 장(藏)하고, 혈은 간(肝)을 양(養)하기 때문에 피곤하여 간에 무리가 오면, 눈이 시고 싯발이 서며 눈뜨기가 어렵다.
- 심개규우설(心開竅于舌) : 심은 혀에 개공한다.
  심열(心熱)이 있을 때는 혀의 상태가 붉어진다. 화기(火氣)가 과잉되어 있는 상태로 혀가 담홍색이면 심기(心氣)가 부족한 상태이다. 심신(心神)이 병들면 혀가 굳어 언어불능 현상도 나타나게 된다.
- 비개규우구(脾開竅于口) : 비는 입술과 관계가 있다.
  비기(脾氣)에 이상이 있으면 입은 점탁(粘濁)하고 헐게 되며, 입술은 창백해진다.
- 폐개규우비(肺開竅于鼻) : 폐는 코로 개공한다.
  폐기(肺氣)에 이상이 있으면 콧물이 흐르고 코가 막히며, 축농증 등의 증상이 나타나고, 목소리가 변하게 된다.
- 신개규우이(腎開竅于耳) : 신은 귀와 개공한다.
  신(腎)이 화(和)하면 오음(五音)이 잘 들리고, 신허(腎虛)하면 이명(耳鳴) 현상이 나타나며, 나이가 들어 신기(腎氣)가 쇠퇴하면 귀가 잘 들리지 않게 된다.

오장과 오관 오행표

五 行	木	火	土	金	水
五 臟	간(肝)	심(心)	비(脾)	폐(肺)	신(腎)
五 官	눈(目)	혀(舌)	입술(口脣)	코(鼻)	귀(耳)

15. 목적안통(目赤眼痛) / 노인성 안 질환

눈은 간의 기능과 관계가 깊다. 피곤할 때 눈이 먼저 충혈되는 것도 같은 이치라 볼 수 있다. 그러므로 눈의 병을 치료할 때에는 광명수지침의 간 구역을 함께 다스려 주는 것이 좋다.

- 제1치료점 : 무의식 눈점(사혈)＋우측손 간점(압봉, 지압)
- 제2치료점 : 중초적 눈점＋방광정금혈＋우측손 간점

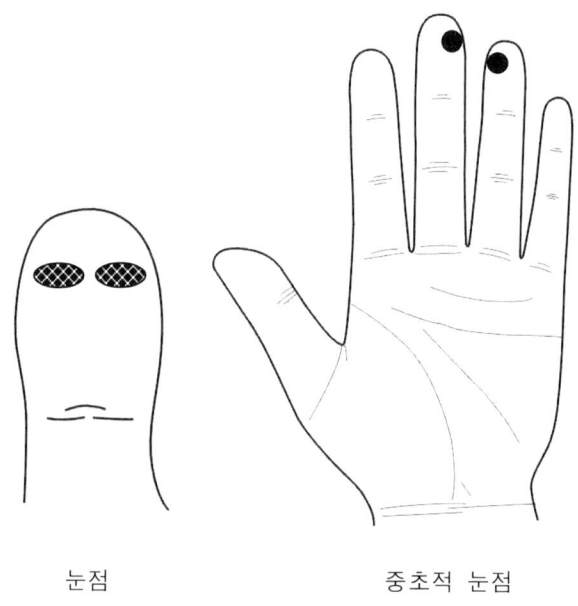

눈점　　　　　　　중초적 눈점

※ 뇌졸중이나 의식불명 상태는 중지와 약지를 머리로 보는 중초적 머리 치료점을 사용하기보다 엄지를 머리로 보는 치료점을 택해야 한다.
한편 이목구비의 표면화된 통증 치료에는 중초적 치료점 치료에서 빠른 효과를 보는 경우가 더러 있다.

눈병을 치료하는 간점과 방광 정금혈

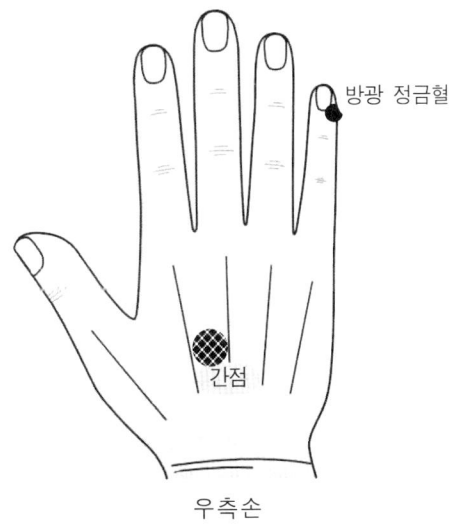

우측손

※ 방광 정금혈은 환측을 사혈
※ 간점은 T침, 압봉요법, 또는 지압요법 등으로 자극한다.

◆ 눈병 제1, 2 치료점 선택 Point

① 이목구비의 병을 치료하고자 할 때, 현재 통증을 느끼는 상태를 우선 하고자 하면 중초적 뇌로 보는 중지와 약지에서 치료점을 택한다(제2 치료점).

② 한편 현재는 별로 큰 불편이 없거나 급성이 아닌 만성병이며 예방하기 위한 경우는 제 1치료점을 택하여 치료한다.
예컨대 노안, 시력저하, 백내장 등은 무의식적 뇌인 엄지손가락에서 치료점을 택하여 장기적으로 치료해 주어야 한다(제 1치료점).

③ 상기 ①의 이목구비의 병을 치료할 때에도 제 1치료점을 추가해 주면 무의식적인 차원의 상응 체계가 지원되어 보다 완벽한 치료를 기대할 수 있다.

16. 결막염

● 개요 : 눈꺼풀 안쪽 결막에 여러 가지 원인으로 염증이 나타나 눈이 빨개지고 눈꺼풀이 부어오르며, 눈꼽이 자주 끼고 두통이 있음. 또 어깨까지 아파 마치 심한 감기 증상처럼 느껴짐
● 처방 : 중초적 눈점＋눈점＋방광정금혈＋우측손 간구역
　　　　　(앞쪽 그림 참조)

◆ 결막염의 원인과 관련증상

결막염은 세균에 의한 감염 또는 염증 체질에서 자주 발생한다. 세균성 결막염은 결핵과 같은 체의 세균이 눈에 감염되는 만성 세균성 결막염, 급성으로 나타나는 비루스성 결막염, 유행성 결막염(여름철에 땀 등에 의하여 불결해진 손으로 눈을 만져 오염되는 경우)이 있다.

체질적 결막염은 꽃가루, 식물성 분말, 곰팡이, 먼지 등에 의한 알레르기성 결막염이다.

결막의 구성과 기능

결막은 안구 흰자위 겉면으로부터 상하 눈꺼풀 안쪽에 걸쳐 덮여진 투명한 막이다. 결막에는 작은 눈물샘과 분비선이 있다.

작은 눈물샘은 안구가 마르지 않게 하고 세균으로부터 눈을 보호하기 위해 살균력이 강한 알칼리성 눈물을 간헐적으로 분비해준다.

분비선은 결막과 눈썹의 경계 면에 있으며 윤활성 액체를 분비해 안구운동을 원활하게 한다.

슬플 때나 눈을 다쳤을 때 나오는 많은 양의 눈물은 결막에서 분비되는 것이 아니라 큰 눈물샘으로부터 직접 나오는 눈물이다.

큰 눈물은 눈에 이물질이 들어갔을 경우 이를 배출하기도 하고, 노인이나 갱년기 부인들의 경우 건성으로 결막의 적은 눈물분비로 안구가 건조해져 반사적으로 분비되기도 한다.

17. 눈 다래끼

● 개요 : 맥립종이라 불리는 눈 다래끼는 발생부위에 따라 구분하여 치료한다.

● 처방 : 중초적 눈점＋방광정금혈(앞쪽 그림 참조)

- 제1구역 : 방광정금혈＋전통침법 '지음'
- 제2구역 : 제2 위정금혈('관충'에 해당)＋전통침법 '규음'
- 제3구역 : 위정금혈('소충'에 해당)＋전통침법 '여태'

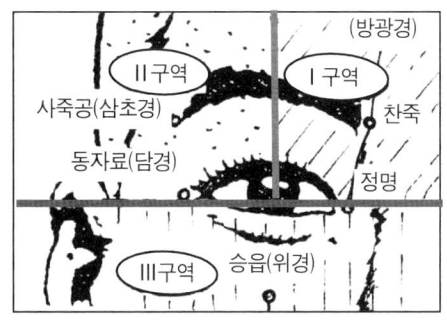

※ 눈 다래끼는 발생부위에 따라 같은 쪽 손(발)가락 정혈 사혈 요법 적용.

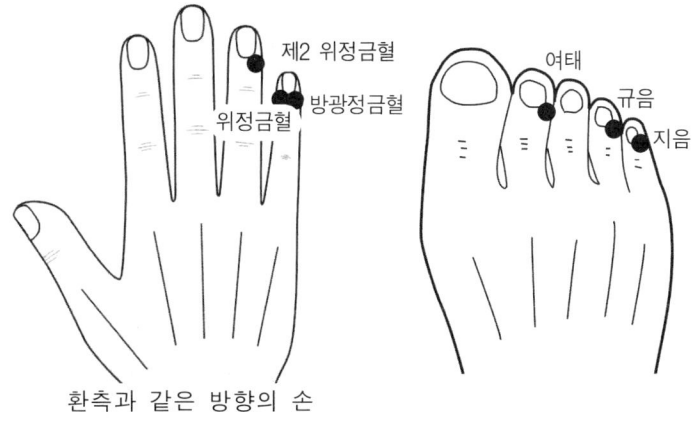

환측과 같은 방향의 손

18. 백내장

- 🔴 개요 : 눈의 중앙에 있는 동공 주위가 뿌옇게 흐려지는 것
- 🔴 처방 : 중초적 눈점＋방광정금혈(앞쪽 그림 참조)
  - 제1구역 : 방광정금혈＋전통침법 '지음'
  - 제2구역 : 제2 위정금혈('관충'에 해당)＋전통침법 '규음'
  - 제3구역 : 위정금혈('소충'에 해당)＋전통침법 '여태'

눈의 중앙에 있는 동공 주위가 여러 가지 원인에 의해 뿌옇게 흐려지는 것을 백내장이라 한다.

백내장의 원인

- 유전적인 요인이나 출생 시부터 나타나는 선천성 백내장
- 눈을 다쳐 점차로 나타나는 외상성 백내장
- 노인이 되어가면서 신기(腎氣)와 간기(肝氣)가 허손되고 세포가 노화되어 나타나는 노인성 백내장
- 눈병이 장기화되면서 점차 수정체가 흐려지는 안병 병발성 백내장
- 신체의 지병으로 장기간 고열이 동반된 전신 질병성 백내장
- 방사선성 백내장 등이 있다.

※ 눈병의 영양식
눈을 위한 영양식으로는 비타민 A가 많은 음식 – 간, 버터, 다시마, 장어, 김, 시금치, 당근 – 이 좋다.
비타민 A 결핍증은 각막이 경화되는 현상을 초래한다.

방광 정금혈과 눈병

광명수지침 「방광 정금혈」을 사혈하면, 눈의 염증이 없어지고, 시력도 개선된다.
이러한 효과는 방광경이 시작되는 눈언저리 '정명' 혈과 방광경이 끝나는 '지음' 혈이 광명수지침 「방광 정금혈」에서 잘 다스려지기 때문이다.

19. 혓바늘

- 개요 : 심장에 열이 있을 때(心熱) 혀에 생긴 혈괴
- 처방 : 입점＋중초적 입점＋심장형화혈＋심장유토혈＋심장경금혈＋심장합수혈(사혈, 또는 자침)

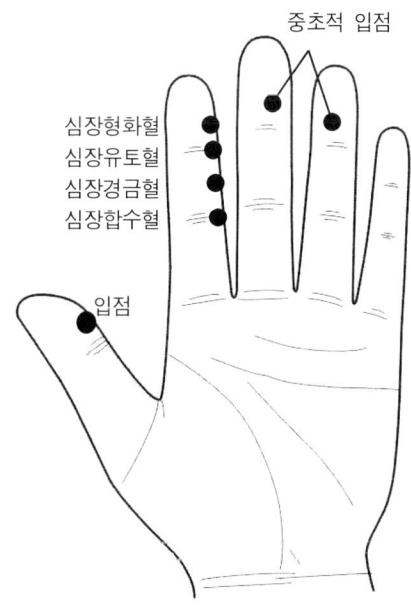

혓바늘과 심열(心熱)

심장에 열이 있을 때 혀는 부르트거나 붓거나 혓바늘이 생기게 된다. 민간요법으로는 혀에 살구씨 기름이나 참기름을 발라주어, 한동안 입을 벌리고 있으면서 기름이 씻겨지지 않도록 하면 증세가 완화된다.
더하여 제중구(배꼽 위에 뜨는 간접 뜸)를 하여 신기(腎氣)를 부양해 주면 부양된 신기가 심화(心火)를 안정시켜 준다.

20. 치통

● 처방 : 대장정금혈(사혈)＋입점＋중초적 입점＋중초구(자침)

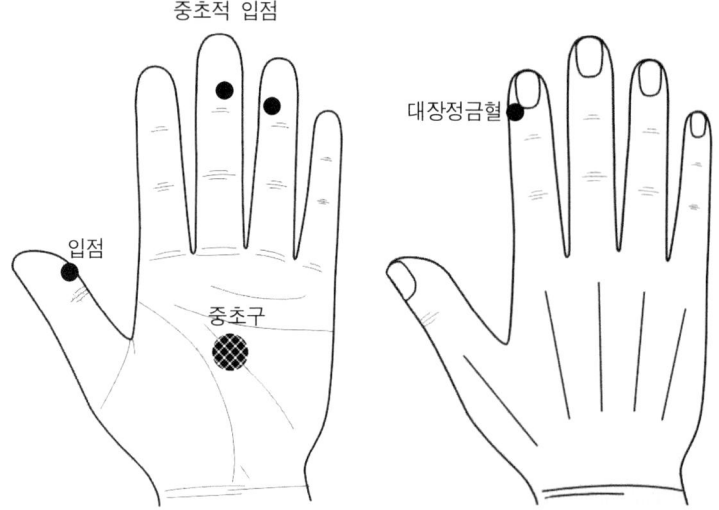

치통의 국면별 치료

따주기와 수지침을 병행할 경우 치통이 나타난 방향의 대장 정금혈을 따주고, 입점과 중초적 입점, 중초구는 통증이 나타난 방향과 같은 쪽 손에 수지침을 다수 자침한다.

※ 상지통(上齒痛)은 대장 정금혈을 사혈한다.
좌우측 손 '합곡'을 똑같이 눌러보아 보다 양성 반응하는 곳을 사혈하여 주면 통증 균형이 바로 잡혀 통증이 멎는 경우가 있다.

그런데 대장 정금혈 사혈요법으로 잘 낫지 않을 때는,
통증과 같은 방향의 둘째 발가락 바깥쪽 끝 '여태'를 추가로 사혈 한다.
전통 침 법으로는 환측과 같은 방향의 다리 무릎 바로 아래 바깥쪽 '족삼리'에 심자한다.

21. 입술이 부르튼 데

- 개요 : 비장에 열이 있어 비열(脾熱)로 입술에 생긴 물집
- 처방 : 입점＋중초적 입점＋비형화혈＋비유토혈＋비경금혈
  ＋비합수혈(사혈 또는 자침)

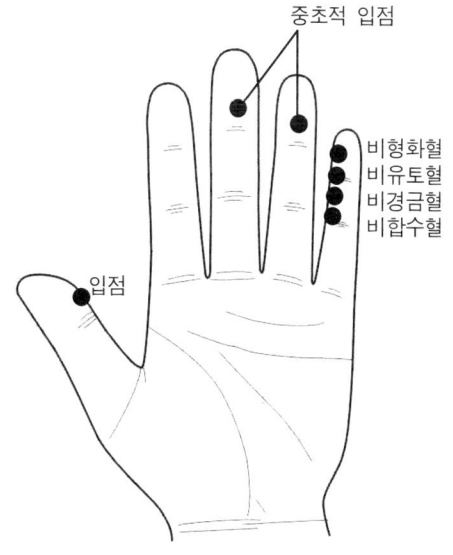

※ 정신 상태와 이목구비 질환

입술의 병은 비(脾)의 기능과 관련이 깊다.
비(脾)는 뜻(意)을 주관하는 장기로서, 의지가 손상되었을 때 입술이 부르트거나 부어오르게 된다.

혓바늘은 욕망과 걱정거리가 많을 때 심장이 열을 받아 생기게 되고, 입술에 생기는 수포는 근심거리로 자기의 의지가 꺾여 비장이 열을 받아 생기게 된다.

그러므로 입술이 부르트거나 혓바늘이 생기면 마음을 차분히 가라앉히고 '섭리에 순응하는 자세로 돌아 오라!'는 경고로 알고 반성하는 마음을 가질 필요가 있다.

※ 계속된 근심은 심장 판막증이나 당뇨 현상을 유발시킬 수 있다.

22. 축농증·비염

● 제1처방 : 코점＋폐유토혈＋폐합수혈＋폐 제2 합수혈
　제2처방 : 중초적 콧점 + 대장 정금혈

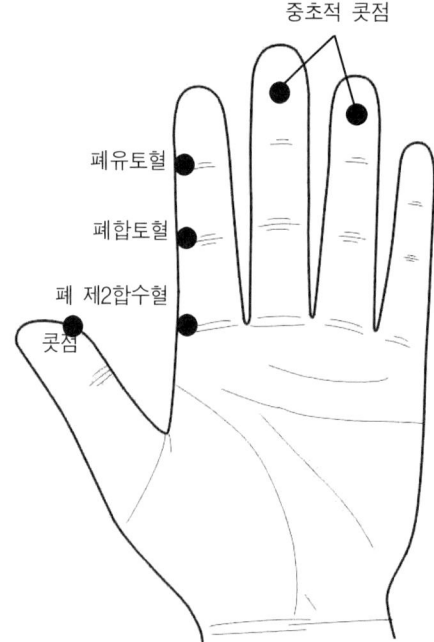

　콧속 부비강이나 코 주위 얼굴뼈 속 부비동은 비어 공기가 잘 드나들 수 있어야 한다. 부비강이나 부비동 속의 분비물이 순환되지 않고 썩어 고여 있게 되면 축농증이 된다.
　비염은 감기를 자주 앓거나 먼지, 담배연기, 급격한 온도의 변화, 대기 오염 등으로 코 안에 염증이 발생한 상태를 말한다.

> 알레르기성 비염과 대장 정금혈 사혈법
> 대장 정금혈을 매일 1회씩 자상하되 한번에 5~7방울 이상의 혈액이 나오도록 사혈한다. 대략 1주 지나면 현저한 효과를 경험하는 예가 많다.

부비동과 축농증 발생부위

비강 주위에는 4 종류의 뼈속 공간·부비동이 있다. 즉 ① 눈 아래에 있는 상악동, ② 눈 위쪽에 있는 전두동, ③ 눈 안쪽으로 사골동, ④ 눈 뒤쪽의 접형동이 있다. 이들 부비동은 비강과 개구(開口)된다.
축농증은 사골동과 상악동에 동시에 발생되는 경우가 가장 흔하고, 다음으로 사골동, 상악동, 전두동 순으로 많이 생긴다.

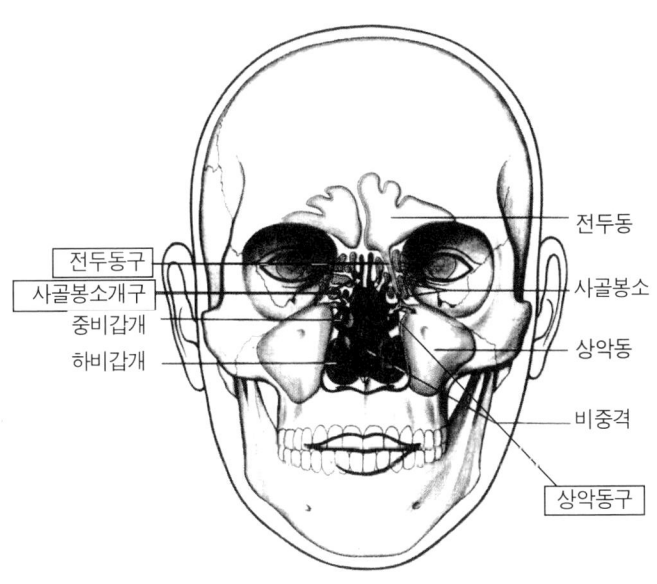

부비동과 비강의 연결구(口)

비(鼻) 출혈법

만성화된 축농증, 비염에는 콧속을 직접 사혈시키는 치료법이 있다. 즉 콧속의 상·중·하 비갑개 부근에서 자라난 비치(鼻痔)나 물혹을 삼릉침으로 자상하여 사혈시킨다.
자침방향은 반드시 같은 방향의 눈을 향하여야 하며, 어떠한 경우에도 반대편 눈을 향해서는 안된다.

23. 이명, 이롱, 중이염

- 개요 : • 이명-귀에서 소리나는 것
  - 이롱-귀가 잘 안 들리는 것
  - 중이염-귓속의 중이에 염증이 나타나는 경우
- 처방 : 중초적 귓점

- 제1치료점 : 귓점+신정목혈+좌우측 신장점+신유토 + 신합수혈(대표오유혈 신장점)+신 제2의 합수혈
- 제2치료점 : 중초적 귓점+신정목혈+좌우측 신장점+신유토혈+신합수혈(대표오유혈 신장점)+신 제2의 합수혈

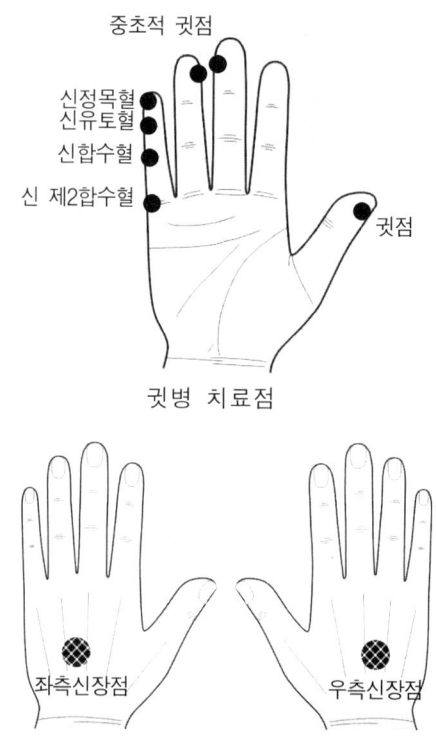

귓병 치료점

이명(耳鳴)의 원인에 대한 고전자료 소개

인체의 종맥(宗脈)이 모이는 곳이 귀인데, 위중(胃中)이 비면 종맥(宗脈)이 허하고, 종맥(宗脈)이 허하면, 하류맥(下流脈)이 갈(竭)하여 귀가 운다.

상기(上氣)가 부족하면 귀가 울고, 수해(髓海)가 부족하면 뇌가 어지러워지면서 귀가 운다.

내경에 "일양(一陽)이 홀로 과격하게 휘파람하면 소양(少陽)이 역궐(逆厥)한다" 하였는데, 귀속이 우는 휘파람 같은 것을 말함이요, 일양(一陽)은 담(膽)과 삼초(三焦)를 일컬음이니 담과 삼초의 맥이 다 귀에 들어가는 고로 기가 역상하면 귀가 우는 것이다.

귀가 우는 증상은 이롱(耳聾)의 시초이니 가령 기가 폐색(閉塞)하면 울지 않고 문득 귀먹는 수가 있다.

※ 황제내경, 의학입문의 귀와 관련된 고전자료 모음

- 신(腎)은 귀를 주관한다. 신이 규(竅:구멍)에 있어서 이(耳)가 된다.
- 신기(腎氣)가 귀에 통하므로 신이 화(和)하면 귀가 능히 오음(五音)을 듣게 된다.
- 신(腎)은 정(精)을 간직한다. 정이 탈(脫:탕진)하면 귀가 어둡다.
- 신(腎)은 족소음(足小陰)의 경(經)이 되며, 정(精)을 간직하고, 기(氣)가 귀에 통하니 귀는 신의 종맥(宗脈)이 모이는 곳이다.
- 정기(精氣)가 조화하면 신장이 강성하므로 귀가 오음(五音)을 잘 듣고, 만약 기혈이 노상(勞傷)하고 풍사(風邪)에 침습되면 신장이 상(傷)하고, 정기가 탈락하여 귀가 잘 들리지 않게 된다.
- 좌(左)이롱(耳聾)은 족소양(足小陽)의 화(火)로 인한 경우이며, 분노를 잘 내는 사람이나 부인들에게 많고, 우(右)이롱은 족태양(足太陽)의 화(火)로 인한 경우이며, 색욕(色慾)이 지나친 사람에게 많다.
- 좌우(左右) 구롱(俱聾)은 족양명(足陽明)의 화(火)로 인한 증세로 술과 음식의 미식가에게 많다.

팔과 다리의 질환

팔다리의 질병은 경락과 관련이 깊다. 문제의 사지 부위가 어느 경락인지 살펴 해당 경락을 소통시키는 것이 치료의 관건이다.

24. 손 바깥 쪽 저림

🔵 처방
- 대장정금혈('상양'에 해당) : 대장경상의 저림
- 제2 위정금혈('관충'에 해당) : 위경상의 저림＋대표오유혈 소장점 추가
- 방광정금혈('소택'에 해당) : 소장경상의 저림＋어깨점 추가

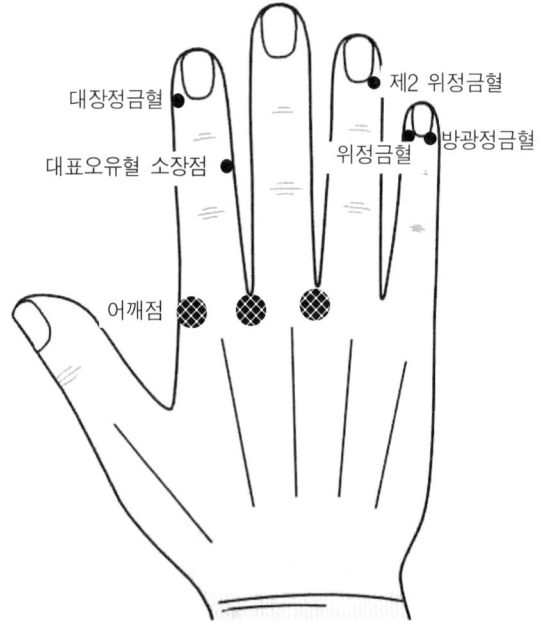

※ 손이 저리는 방향과 이어지는 줄기를 따라 손끝의 정혈(井穴)에서 점자출혈을 시킨다. 팔 바깥쪽은 '대표 오유혈 소장점'을 추가한다.

25. 손 안 쪽 저림

🔵 처방
- 소상 : 폐경상의 저림 + 대표 오유혈 심장점
- 소장정금혈('중충'에 해당) : 심포경상의 저림 + 안쪽 어깨점
- 위 정금혈('소충'에 해당) : 심경상의 저림 + 어깨점

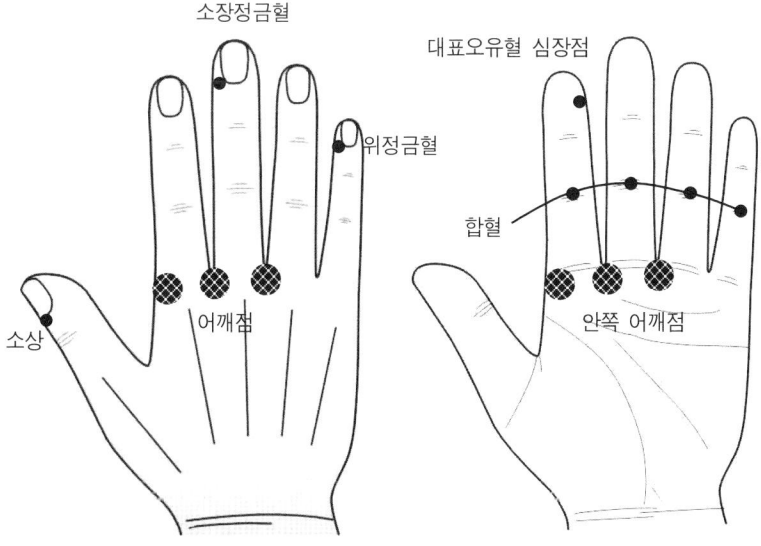

　손의 안쪽이 저리는 줄기를 알고자 하면, 손바닥을 위로 향하여 팔을 뻗어서 살핀다. 손의 바깥쪽 줄기를 알고자 하면, 손등이 몸과 함께 전면을 향하도록 하여 팔을 부드럽게 구부린 상태로 살핀다. 저리는 줄기를 따라 살피면서 손끝의 정혈 방향을 확인한다.

> ※ 상지 안쪽의 병은 팔로 상응되는 검지 손가락 '대표오유혈 심장점' 과 안쪽 어깨점을 추가해 준다.
> 또는 합혈점을 사혈하여 주거나 '광명 합혈 뜸법'을 적용한다.

26. 손목 염좌

● 개요 : 손목이 삔 경우
● 처방 : 검지와 중지 손가락의 첫째 마디 안과 밖 손목 상응점

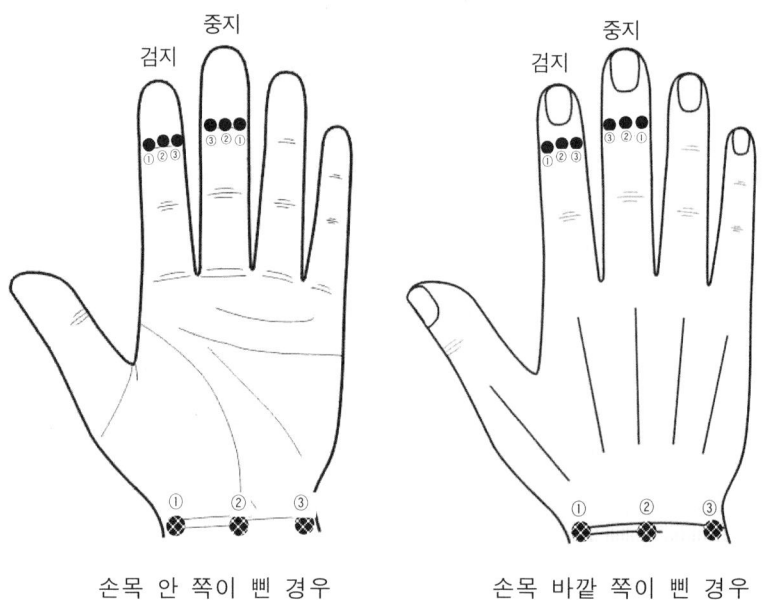

손목 안 쪽이 삔 경우   손목 바깥 쪽이 삔 경우

◆ 손목의 손상된 부분을 찾아 압봉이나 T침, 자석을 붙여 주면 좋다. 자석은 가장 아픈 곳에 N극을, 그 반대쪽에 S극을 종이 반창고로 고정하여 준다. 이와 같은 자석부착 방법을 '맞배열 자석 치료법'이라 한다.

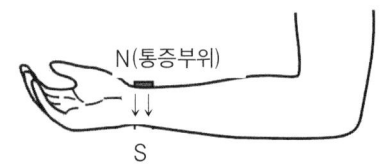

손목 안쪽 염좌 맞배열 자석 부착 방법

27. 견비통

- 개요 : 어깨와 목 뿌리 부분의 통증
- 처방 : 견갑점과 어깨점 1, 2, 3 - 운기지압 : 압봉, T침
  +대장정금혈 ┐
  +방광정금혈 ├ 사혈
  +위정금혈 ┘

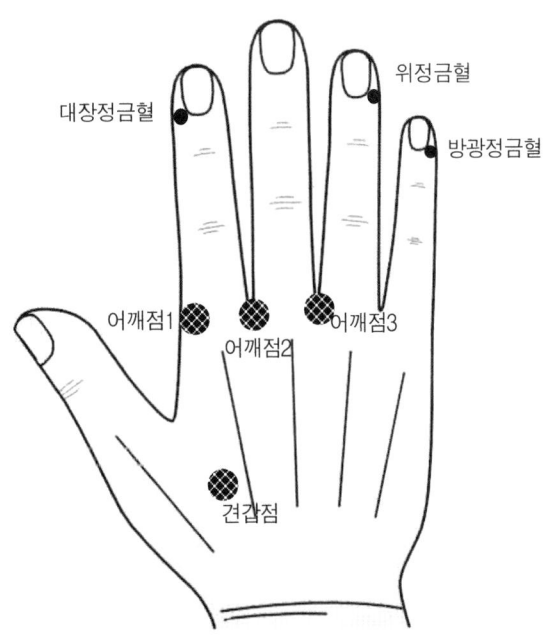

> **운기 지압호흡법**
>
> 어깨의 통증은 자침이나 사혈법을 써도 좋으나, 가동을 필요로 하는 관절이기 때문에 견갑점이나 어깨점을 지압해 주면서「운기 지압호흡법」을 병행하여 치료하면 더욱 좋다. 운기 지압호흡법은 치료점을 지압하거나 펼치면서 호흡을 들이쉬고, 이완시키면서 내쉰다.

28. 발 바깥 쪽 저림

- 개요 : 발 바깥쪽 위경, 담경, 방광경 방향으로 저림
- 처방
  - 여태 : 족양명 위경상의 저림＋위정금혈＋방광점
  - 규음 : 족소양 담경상의 저림＋담정금혈＋환도점
  - 지음 : 족태양 방광경상의 저림＋방광정금혈＋대표오유혈 방광점

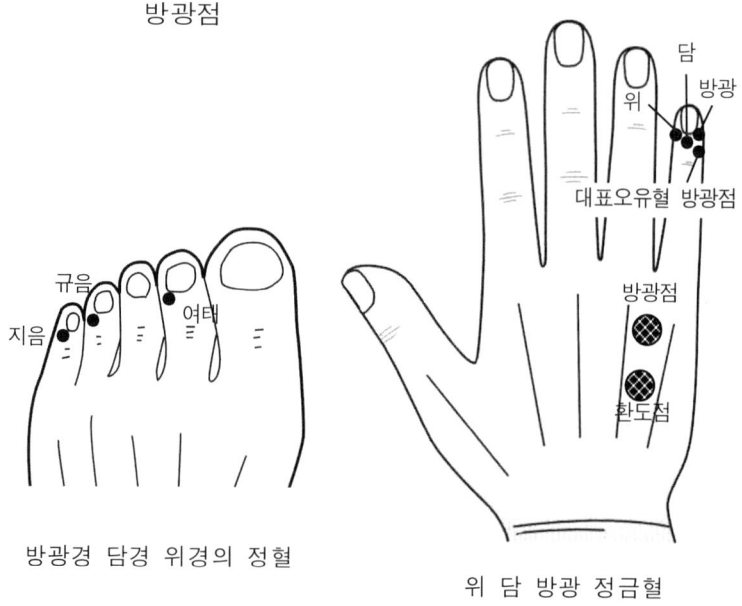

방광경 담경 위경의 정혈   위 담 방광 정금혈

※ 발 저림과 사혈치료

발 저리는 방향을 따라 발끝 정혈에서 사혈해 준다.
저리는 국소를 찾아 바로 그곳에서 사혈시킨다.
하지 바깥쪽의 병은 다리로 상응되는 소지 손가락의 '대표 오유혈 방광점'을 추가해 준다.

29. 발 안쪽 저림

● 개요 : 발 안쪽 비경, 간경, 신경 방향으로 저림
● 처방
  • 은   백 : 족태음 비경상의 저림
  • 제 2 대돈 : 족궐음 간경상의 저림＋대표오유혈 신장점
  • 내 지 음 : 족소음 신경상의 저림＋신장점

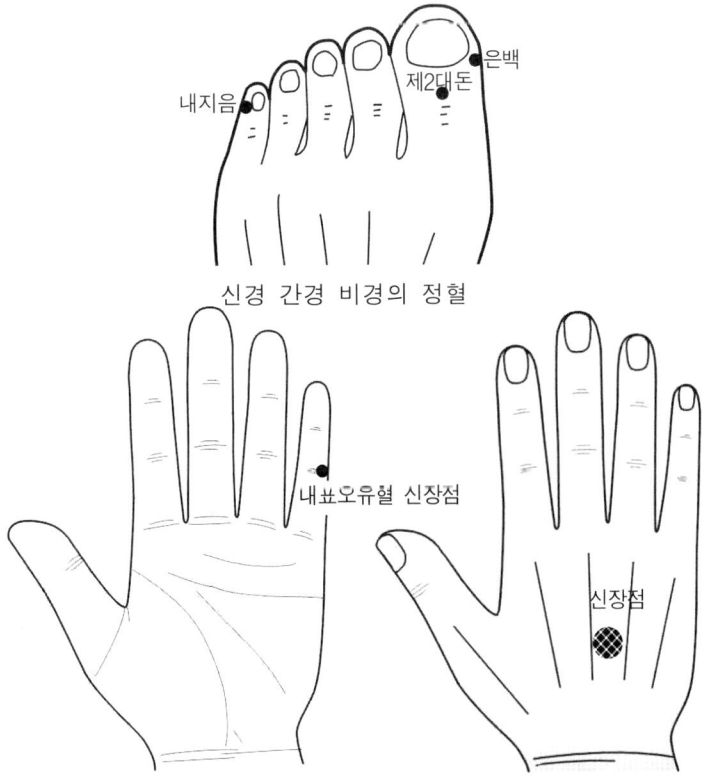

신경 간경 비경의 정혈

※ 발의 저리는 방향을 따라 발끝 정혈에서 사혈한다.
발의 안쪽에는 족 3음경이라고 하는 비경 간경 신경이 있는데, 발의 안쪽이 저릴 때에는 비, 간, 신의 기능이 저하된다.
하지 안쪽의 병은 소지 안쪽 '대표 오유혈 신장점'을 추가해 준다.

30. 발목 바깥쪽 염좌

- 개요 : 발목 바깥쪽을 삐었거나 겹질려서 아프고 부은 경우
- 처방 : 소지 손가락 첫째마디 바깥쪽 발목 상응점+대표 오유혈 방광점

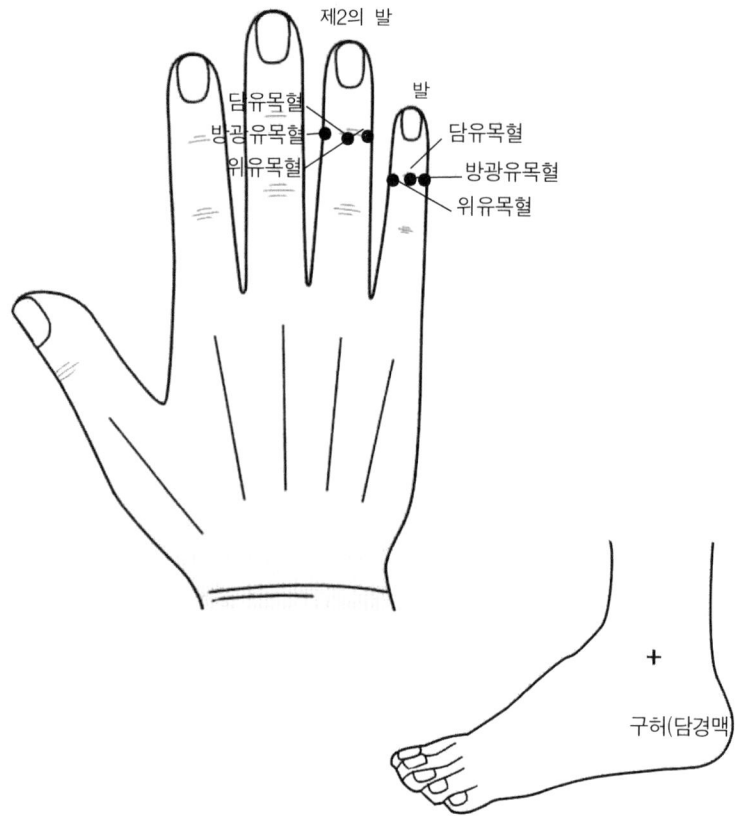

※ 대개 발목 바깥 부분은 담경상의 인대가 손상된 경우가 많다.
발목에서 담경의 치료는 소지 바깥쪽 첫째마디 중앙(담 유목혈)이다.

31. 발목 안쪽 염좌

● 처방 : 소지 손가락 첫째 마디 안쪽 발목 상응점＋대표 오유혈 신장점

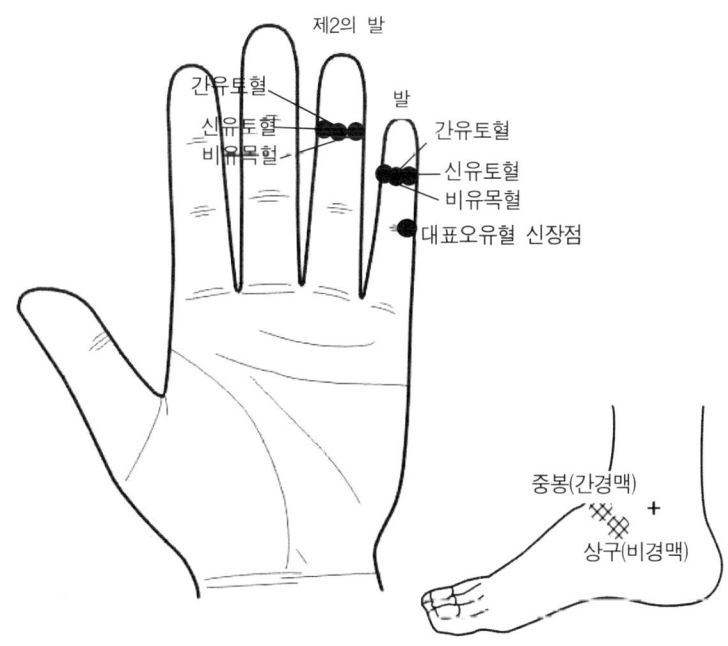

발목 안 쪽 부분이 삔 경우

※ 발 고장으로부터 나타나는 전신적 영향

발목의 염좌를 그대로 방치해 두면 전신적 불편으로 확산된다.
처음에는 발목으로부터 무릎, 엉덩이의 환도 부위에 이상이 생기고, 더 진척되면 허리도 아파지기 시작한다.
뿐만 아니라 소화불량이나 심장의 이상 등 전신적 문제로 파급된다.
이는 아픈 쪽 발에 체중을 덜 싣게 되어 골반과 척추가 변위되기 쉽고, 변위된 골격구조나 한쪽으로 치우친 스트레스는 뇌 척수액 순환 및 자율 신경계를 비롯한 전신적 불균형이 초래되기 때문이다.

32. 무릎 통증

● 처방 : 발과 제2의 발에 해당되는 소지와 약지의 둘째 마디
　　　 무릎 상응점+환도점+대표오유혈 방광점

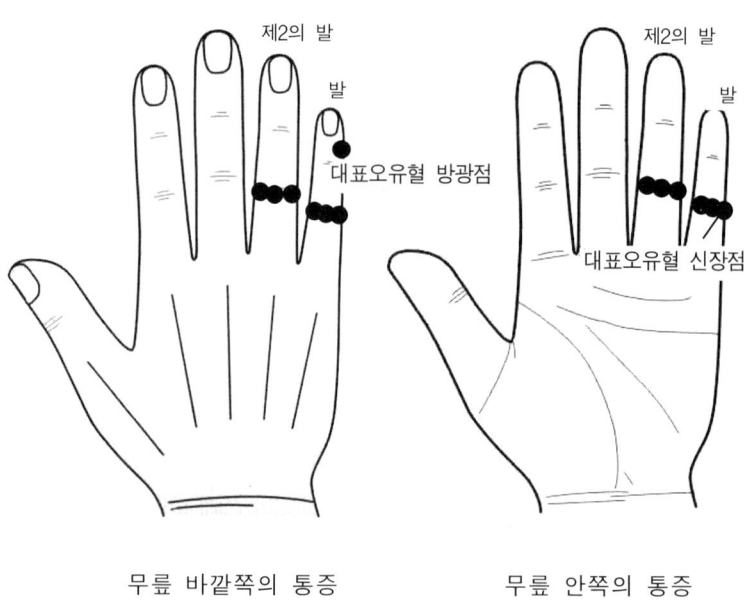

　　무릎 바깥쪽의 통증　　　　　무릎 안쪽의 통증

　　무릎 통증의 원인

무릎의 통증은 척추 골반의 이상으로부터 시작되어 척추신경의 장애가 무릎으로 이어지는 혈액 순환을 저해하여 나타나는 경우가 허다하다.
이밖에 퇴행성 변형에 의한 경우도 더러 볼 수 있다.

체중이 갑자기 늘어나는 경우에도 무릎에는 크나큰 부담이 된다.
무릎의 이상은 체중을 줄여 주면 치료가 한결 쉽다.

33. 좌골 신경통

- 개요 : 좌골신경의 경로를 따라 저리고 아픈 경우, 엉덩이와 뒷다리가 땅기고 저린다
- 처방 : 환측(아픈 쪽) 환도점, 방광경과 담경상에 자침

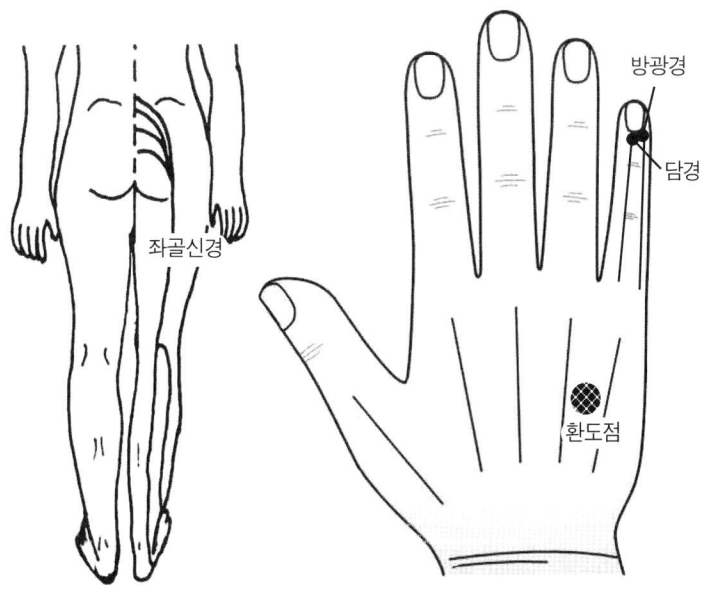

좌골신경통이 잘 안낫는 경우

방광 정금혈과 담 정금혈 사혈, 환도점에 압봉이나 T침을 붙여 둔다. 좌골신경통을 근본적으로 치료하기 위해서는 척추교정이 꼭 필요하다. 척추교정이나 지압 치료를 받기 어려운 경우 '광명척추지압기'를 이용하여 스스로 하는 운동지압법으로 척추와 골반을 교정하면 더욱 좋다.

※ 좌골신경통의 신경전달은 하부 요추(腰椎) 및 선골신경(仙骨神經)과 관련되므로 요통치료 편을 참고 바람.

34. 발(손)톱의 무좀

- 개요 : 손톱이나 발톱에 무좀이 파고드는 경우
- 처방 : 발(손)톱 주위를 빙둘러 사혈 해준다. 혹은 같은 자리에 실처럼 가느다란 뜸(현대 미니뜸)을 떠 주어도 좋다.

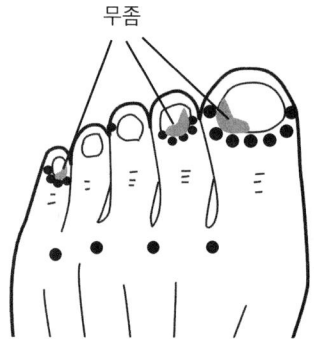

팔풍혈

발톱 무좀과 장기의 관계

발(손)톱에 무좀이 있게 되면 그곳을 흐르는 기혈순환에 장애가 있거나 장차 장애가 나타나게 된다.
흔히 엄지발가락에 무좀이 많은데, 왼 쪽 엄지발가락의 무좀은 비장과 췌장 기능을, 오른쪽 엄지발가락의 무좀은 간장의 기능을 저하시킨다.

※ 발가락 사이의 팔풍혈에 40mm이상의 호침을 자침하여 1-2시간 가량 침을 꽂아둔 상태로 두면 발의 기혈 순환이 대단히 좋아진다.

35. 손(발)이 냉할 때

● 개요 : 혈액 순환이 좋지 않아 손발이 차고 오그라드는 경우
● 처방 : 손(발)가락의 끝 부분인 십선(손끝) 기단(발끝)혈에서 매일 사혈

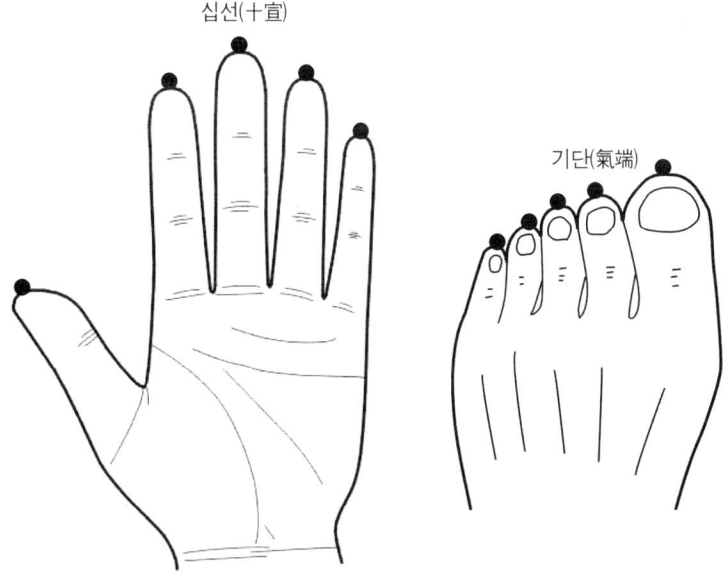

※ 십선(기단) 따주기로 1주일 이내에 치료되는 경우가 많다.

> 　　신기(腎氣) 부양과 수족 냉증
>
> 수족의 냉증은 손과 발의 끝 부분을 자주 지압해 주는 것이 좋다.
> 손 끝, 발 끝을 항상 주물러 주는 건강법으로 회춘을 경험하는 사람도 많이 볼 수 있다.
> 손의 냉증에는 광명 뜸법을 병행하고, 자주 팔 벌리기 운동을 하면 손이 따뜻해진다.
> 냉증은 신기(腎氣) 허손과 관련된 경우가 많다.
> 신기 부양은 1~2 주 이상 제중(배꼽)에 뜸 뜬다.

허리와 가슴의 질환

몸의 동체에 해당된 허리의 척추는 대들보와 같고, 가슴의 갈비뼈는 마치 처마와 같다. 허리는 신허성 요통이나 허리 디스크에 유의하고, 가슴은 늑간 신경통에 유의한다.

36. 허리 디스크

- 개요 : 추간판 탈출로 신경을 압박하는 경우
- 처방 : • 신장점 중초구+방광정금혈과 담정금혈(사혈)
  • 해당되는 허리 국소에 부항사혈+저리는 방향의 발끝 정혈에 점자출혈

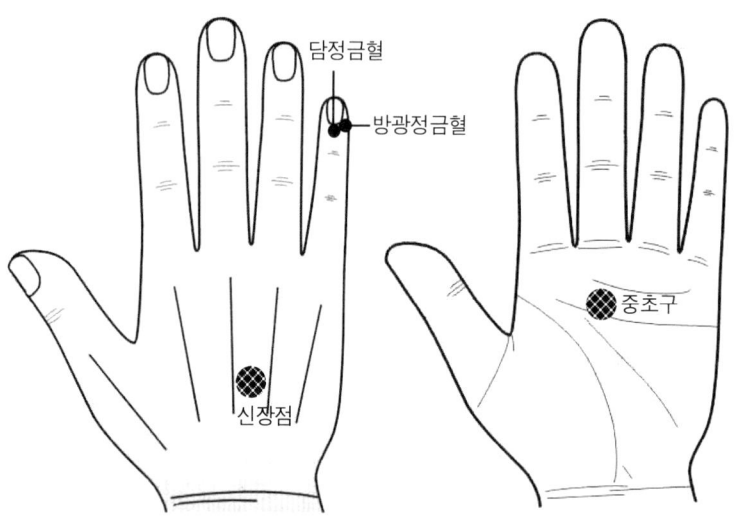

※ 추간판 탈출로 다리가 저리는 경우는 대개 방광경과 담경을 따라 저린다. 따라서 해당된 발끝 정혈은 '지음' '규음' 이다.

37. 요통

- 개요 : 내장성 요통으로 허리 굴신이 어렵고 둔통이 나타남
- 처방 :
  - 신허성(腎虛性) 요통 : 신기 부양법(제중구법 중초구 신장점 운기지압 및 오복침 뜸요법 적용)
  - 염좌(捻挫)요통, 기(氣)요통 : '인중' 점자출혈 및 자침 후 강한 염전보사(침을 회전시키는 보사법)
  - 요침요법 중 좌우의 신장점과 손바닥 중초구 지압

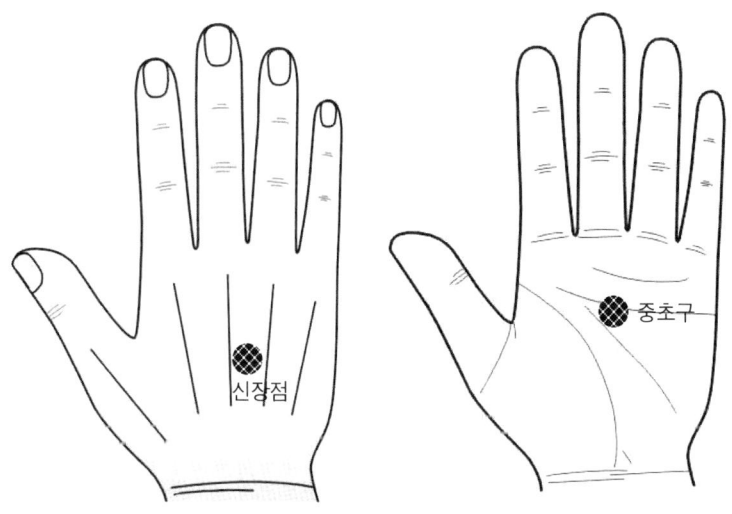

각대를 이용한 요침 요법

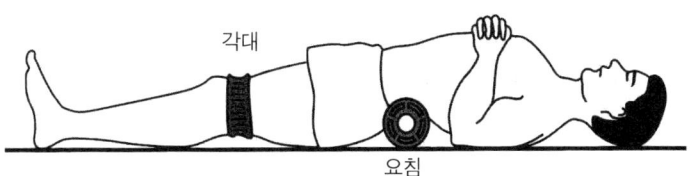

※ 허리디스크는 배꼽이 있는 반대측(요추 2~3번)에 요침을 받쳐 대고 신장점을 지압해 주면 대단히 좋다. 이때 두 다리는 각대로 묶어 준다.

38. 늑간 신경통

- 개요 : 가슴이 결리는 병
- 처방 : 견갑점('합곡'에 해당), 상초구('어제'에 해당), 중초적 가슴구역(운기 지압 후 사혈, T침, 압봉, 자석요법 적용) 또는 해당 국소에 사혈부항적용

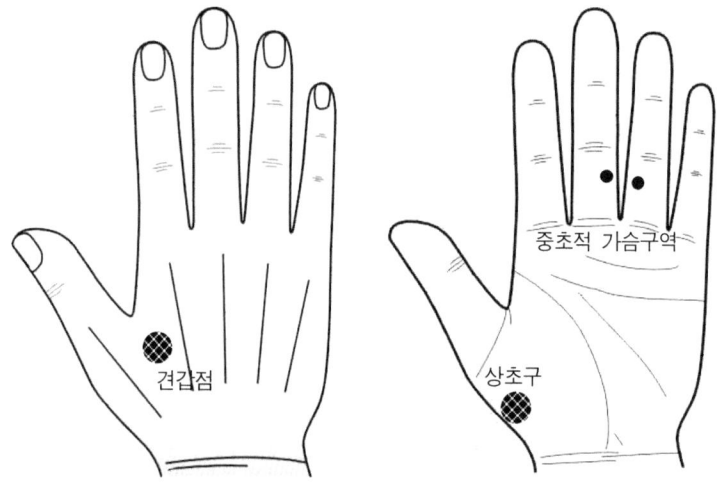

늑간 신경통 치료상의 특징

늑간 신경통(肋間 神經痛)은 '견갑점' 「운기 지압 호흡법」으로 상당히 개선된다.

직접 가슴의 압통점에 사혈요법을 사용하는 외에도 상응점에 광명 뜸을 떠 주거나, 금색 압봉, 자석 S극 등을 붙여 치료하기도 한다.

늑간 신경통 치료는 손바닥의 상응점과 요혈에 보법(補法)을 적용하고 당처에도 피내침, T침, 압봉, 자석 등을 가급적 적게 사용하여 치료하는 것이 바람직하다.

이는 신경이 예민한 곳이므로 치료작용이 지나치면 부작용이 나타나기 때문이다.

오장육부(五臟六腑) 질환의 광명의학적 처방

인체의 난치병 고질병은 대체로 오장육부의 이상과 관련되어 나타난다. 팔다리의 질환이나 이목구비의 질환, 심지어는 근육과 골격, 뇌, 혈액, 신경 등에 발병된 질환들도 어떤 형태로든지 오장육부 기능과 관련되어 영향을 주고받고 있다.

인체에 분포된 12경락, 즉 오장육부 경락상에 직접 발병되는 질병들은 바로 그 실병을 치료하는 행위가 오장육부 질환을 치료하는 데 도움이 되기도 한다.

여기서 다루는 오장육부의 병에 대한 설명은 앞에서 언급한 따주기 요법이나 부항사혈요법을 단순히 적용하는 처방위주의 설명을 벗어나, 폭넓은 시각으로 설명하고자 한다. 특히 오장육부 기능과 질병 발병원인을 포함하여 좀더 깊고 폭넓게 다룸으로써 포괄적인 시야를 제시하고자 한다.

예컨대 광명의학적 범주·광명수지침, 광명수지침 오행침법, 광명정체요법, 광명호흡법뿐만 아니라 자석요법, 뜸 요법, 식이요법, 운동요법, 발포부항요법, 생활요법 등 필요에 따라 확장해가며 다루기로 한다.

오장육부의 질병을 설명할 순서는 오행순서를 따르고 있다.

◆ 오행(五行) 순서에 따른 오장육부 처방 나열 순서
  목(木)-간·담　 : 간장병, 간경변
  화(火)-심·소장 : 심장병, 협심증
  토(土)-비·위　 : 소화불량, 오심구토, 신경성 위장병, 당뇨병
  금(金)-폐·대장 : 폐 질환, 대장질환, 치질, 변비
  수(水)-신·방광 : 신장 강화법, 자궁의 질병, 전립선염

39. 간장을 강화시키는 법

● 처방 : 우측손 간장점＋중초구＋간합수혈＋대표오유혈 간장점
　　＋오행처방 간사법(수지침)

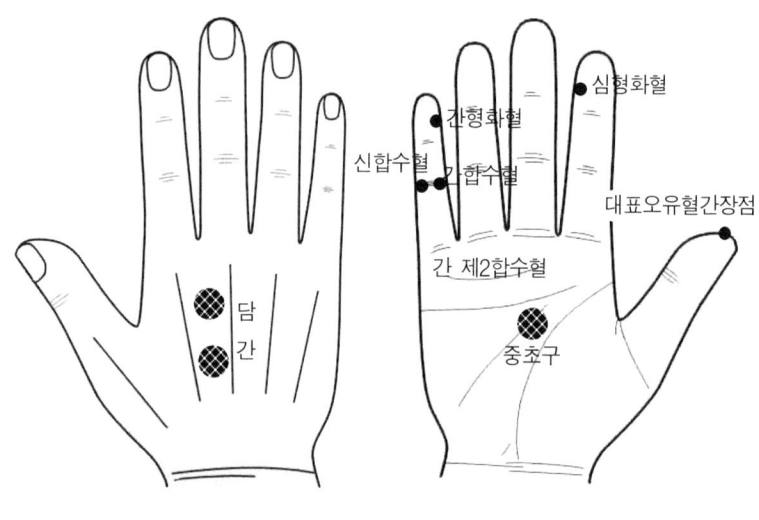

우측손

※ 담점 간점은 우측 손, 그 밖의 치료점은 좌우측 손
※ 간사법 : 간형화혈, 간합수혈, 심형화혈, 신합수혈을 사혈 또는 수지침 자침

※ 장기의 좌우 치우침에 따른 사혈요법 좌우방향 정하기

좌우로 치우친 장기의 정혈 사혈은 장기가 치우친 쪽에서 사혈한다. 즉
■ 간(肝) 담(膽)은 우측 정혈을 사혈한다.
■ 심(心) 비(脾)는 좌측 정혈을 사혈한다.
쌍으로 있는 폐와 신장은 상태에 따라 한 쪽만 사혈 할 수 있다.
그러나 장기의 기능이 중시되지 않으면서 다른 이유로 반대 쪽 신체의 이상을 치료할 필요가 있을 때는 장기의 좌우 치우침에 관계없이 사혈법을 실시한다.

40. 간암·간경변

- 따주기요법 : 은교
- 간기(肝氣)를 회복시키는 치료 경혈
  복부 기본방(중완, 단전, 양쪽 천추)+우측 기문 장문

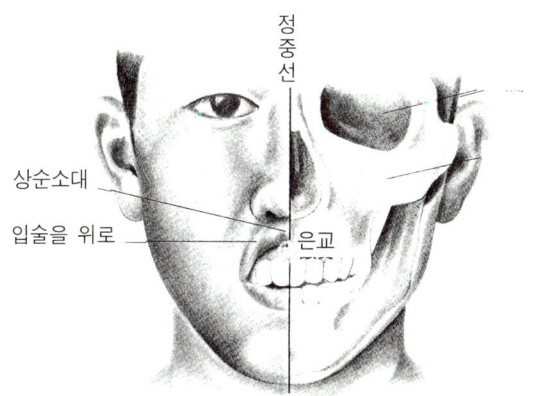

※ 간장병이 진척되면 은교 부위에 결절이 나타난다.

간장병의 특징과 치료 원칙

▣ 일반적으로 암은 열에 약한 특성이 있나.
예컨대 오장 육부 중 오행의 화(火)에 속하는 심장이나 소장은 암이 거의 발생하지 않는다.
같은 맥락에서 간암 환자는 음식을 가급적 덥게 복용하고, 많은 열량을 낼 수 있도록 간에 이로운 음식을 생식으로 먹도록 한다.

▣ 간암과 같은 어려운 병과 투병할 때는 적절한 식이요법, 운동 및 마사지 요법, 기타 신진대사를 촉진하는 방법을 강구하여 잘 조화시키며, 저항력을 증진시키는 방법들이 총동원되어야 한다.

▣ 간장병으로 복수가 차면 점차 위중해지는데, 복수 관리법 등이 중요한 간병 포인트이다.

41. 심장을 강화시키는 법

● 따주기요법 : 은백(좌측 엄지 발가락 안쪽에서만 사혈)
● 심장을 강화시키는 수지침 처방 : 심장점+제2의 팔 소장 정금혈('중충')+대표오유혈 소장점+좌우측 손 상초구와 중초구+심합수혈+대표오유혈 심장점+오행처방 심사법

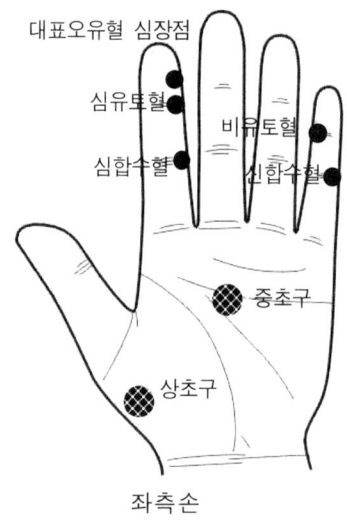

※ 심사법 : 심유토혈, 심합수혈, 비유토혈, 신합수혈 - 자침

　심장병의 치료원칙

심장의 병은 화(火)의 병이다.
동양의학적 원리는 화기(火氣)를 하강시키고, 수기(水氣)를 상승시키는 수승화강(水昇火降)의 원칙이 있다.
심장병을 치료하기 위해서 신장을 보해 주면 수승화강이 원활해진다.
단전호흡, 제중구 등으로 신기(腎氣)가 부양(扶養)되면 심장이 좋아지고, 덩달아 소장의 소화기능도 좋아진다.

심장병의 예방대책

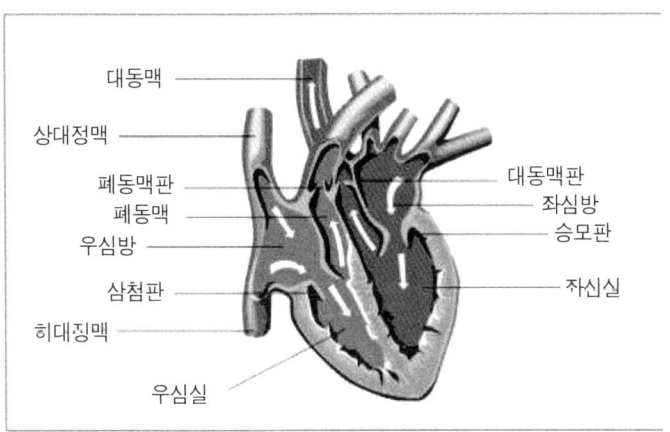

심장의 혈액순환도

> 심장병 예방하기
>
> ■ 기혈 순환 촉진법 : 광명침 따주기 요법으로는 좌우측 손 '방광 정금혈'과 좌측 엄지발가락 안쪽 '은백'을 따 주어 혈액순환을 촉진한다.
> 어떤 좋은 약이나 치료법에 앞서 소식과 저지방 식사와 적절한 운동으로 비만증을 예방하고, 스트레스가 적고, 생명력이 충만한 환경구성이 중요하디.
>
> ■ 마늘 복용과 혈관의 소염작용 : 마늘을 약간 구워 먹으면 자극성 향에 의하여 혈액순환이 촉진될 뿐만 아니라, 마늘 속의 알리신 성분 등이 지방에 잘 녹아 혈관에 살균력을 발휘한다. 특히 정맥의 어혈로 발생되는 혈관부종을 예방하는데 효과가 있다.
>
> ■ 운동 및 생활요법 : 팔운동은 심장의 혈액 순환기능을 촉진시키고, 다리운동은 심장의 기능을 안정적으로 강화시킨다.
> 심장은 리듬과 관련되는 장기이기 때문에 급격한 변화를 피하고, 반복적인 운동과 단순한 생활습관이 중요하다.

42. 협심증

- 개요 : 심장의 관상동맥(冠狀動脈)이 경화, 심근(心筋)에 산소가 결핍되어 나타나는 경련 증상
- 처방 : 제2의 팔 소장정금혈('중충'), 위정금혈('소충')+대표 오유혈 소장점+심장점+신장점

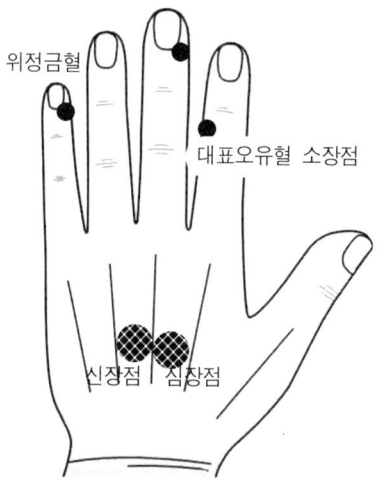

흉곽대요법 영상자료

※ 협심증이 나타날 때 '글리세린'을 입안에 투여하면 혈관이 확장되어 대략 2분 내에 안정되는 경우가 많다.

※ 협심증과 흉곽대 요법

심장병과 관련된 환자들은 흉추 4~6번이 함몰된 경우가 많다.
이럴 때 가장 효과적인 방법이 함몰된 흉추 부위를 기준하여 가슴을 빙 둘러 **흉곽대**(胸廓帶)를 매주는 것이다.
흉곽대 요법은 함몰 흉추가 있는 곳에 가슴 띠를 매고 호흡하면, 흡식으로 가압된 압력이 갈비뼈에 전달돼 함몰 흉추를 자연스럽게 교정한다.
흉곽대 요법으로 거동이 어려운 환자들이 즉석에서 심장이 편해지고, 활동에 제약이 많던 사람이 1~2주만에 놀라운 효과를 보이는 예가 많다.

43. 소화불량

● 처방 : 중초구+위정금혈+위유목혈+우측손 위유문점+
　　　　대표오유혈 위장점+대표오유혈 비점

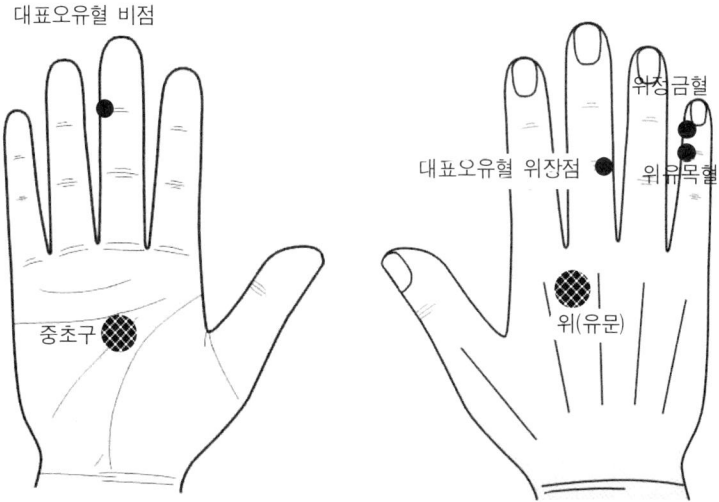

※위(유문)점은 우측 손, 그 밖의 치료점은 좌우측 손.

※ 중초구를 정하는 법

중초구는 치료할 당시에 손을 쥐어보아, 중지 끝이 닿는 곳이다.
손끝이 반복해 닿는 신체 부위는 반복된 접촉으로 치료에 민감하다.
그런데 중초구를 정하기 위하여 손을 쥐어보면 중지 끝이 닿는 위치가 상황에 따라 변하게 된다.
그렇다면 중초구의 위치가 변화된다는 것인가?
그렇다!
경혈점은 절대적인 고정 불변의 점이 아니다.
우리 몸이 한참 활동 중일 때, 중초구의 위치는 기혈 순환이 왕성하여 손 끝 방향으로 진출하여 나타난다.
한편 잠에서 바로 깨어난 후와 같이 기혈순환이 아직 원활하지 않을 때는 몸 쪽으로 수축된다.

44. 오심구토

● 개요 : 속이 매스껍고 구토증이 있을 때
● 처방 : 위정금혈＋위유목혈＋우측손 위유문점＋대표오유혈 위장점＋대표오유혈 폐점＋좌측손 비점＋좌측 위 분문점＋중초구(다침한다)

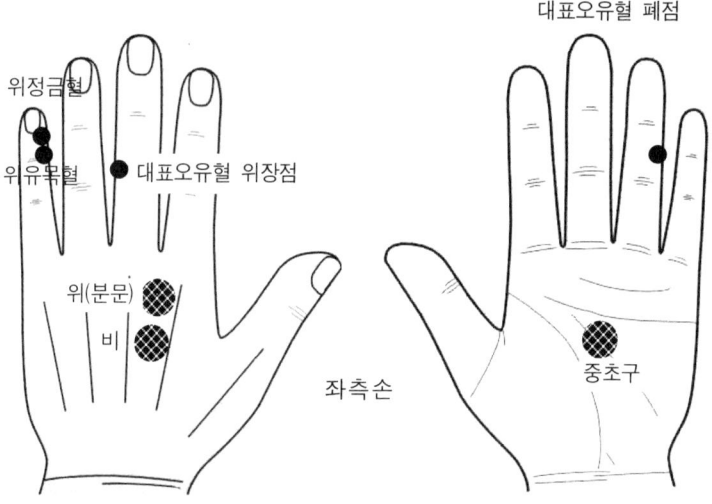

※ 위(분문), 비점은 좌측손, 그밖의 치료점은 좌우측손

※ 구토증과 소화불량의 치료법 구분

위에는 상하로 두개의 문이 있다.
윗 부분에 있는 분문(噴門)은 음식물이 들어가는 통로이면서, 한번 들어온 음식물이 다시 나가지 않게 하는 역할을 한다.
아래에 있는 유문(幽門)은 위 안으로 들어온 음식물이 위액과 함께 충분히 죽처럼 되고, 산도(酸度)가 일정치 이상으로 유지되었을 때, 반사적으로 열려 소화관으로 조금씩 내보낸다.
따라서 구토증이나 체기(滯氣)는 위의 분문점(좌측손 위점), 소화불량은 위의 유문점(우측손 위점)이 치료점이다.

45. 신경성 위장 장애

● 처방 : 연수점 +중초구+좌우측 손 위점+신장점+대표
  오유혈 위장점(사혈)+오행처방 신보법(수지침)

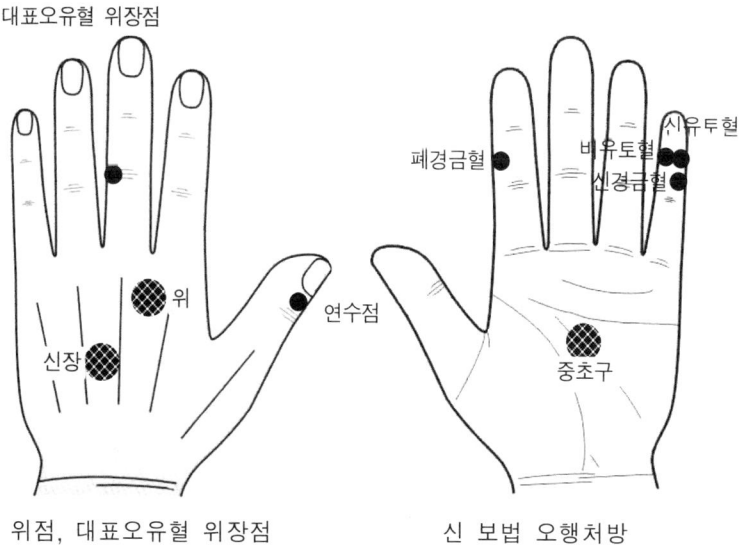

위점, 대표오유혈 위장점   신 보법 오행처방

※ 신보법 : 신유토혈, 신경금혈, 비유토혈, 폐경금혈 - 자침

※ 신경성 위장질환과 심호흡

신경성 질환은 대부분 노이로제와 같이 뇌의 기질적 변성이 아닌 단지 기능적 이상으로 나타난다.
이는 스트레스 등으로 뇌 척수액이 원활하게 순환하지 못해 나타나는 현상이다.
대체로 호흡이 깊지 못하면 신경성 질환들이 더욱 심해진다.
심호흡이 자연스럽게 이루어지면 척추의 전후 만곡도와 머리의 후두골과 엉덩이의 선골 등이 협동하여 뇌 척수액의 순환을 돕게 된다.
그러므로 '신경성 질환'이라는 병에는 반드시 심호흡을 염두에 두기 바란다.

46. 당뇨병

🔵 제1 처방 : 중초구+좌측손 비점, 위점+대표오유혈 비점
　　　　　　＋좌우측 손 위점＋비보법(자침)

🔵 제2 처방 : 광명뜸 기본방(손을 쥐어 손끝이 닿는 곳)과
　　　　　　합혈(손가락 둘째마디 중앙)뜸법

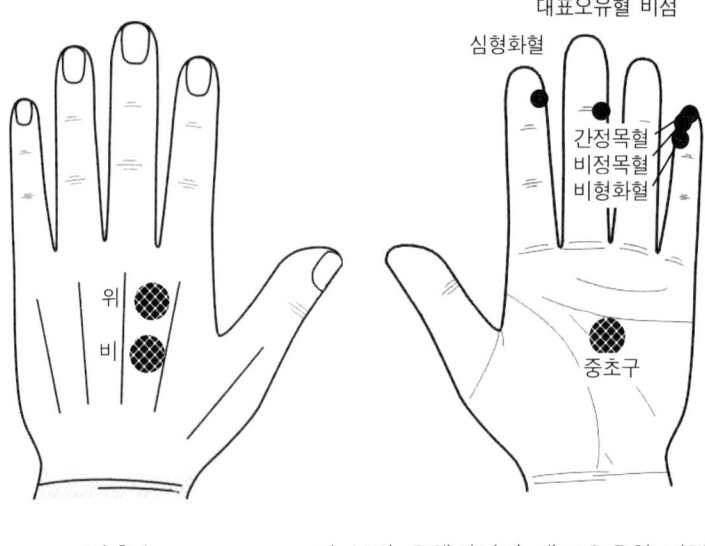

좌측손　　　　　비 보법 오행처방과 대표오유혈 비점

※ 비보법 : 비정목혈, 비형화혈, 간정목혈, 심형화혈 - 자침

> **광명 뜸법**
>
> 식사 2시간 후 혈당치 안정이 당뇨 합병증 예방에 필수적이다.
> 광명뜸 기본방과 합혈뜸법은 합병증 예방에 좋은 방책이 될 수 있다.
> 식간(食間)에 떠주는 광명뜸은 혈당치를 저하시키는데 도움이 된다.
> 저녁에 뜨는 광명뜸은 숙면을 취할 수 있어 당뇨성 혼수 예방에 좋다.
> 당뇨자의 뜸 작용은 너무 강하여 피부가 짓무르지 않도록 해야한다.
> (※ 배꼽을 중심으로 떠주는 쌍둥이 무연뜸으로 복부뜸을 권장한다)

췌장의 구조와 당뇨 유형

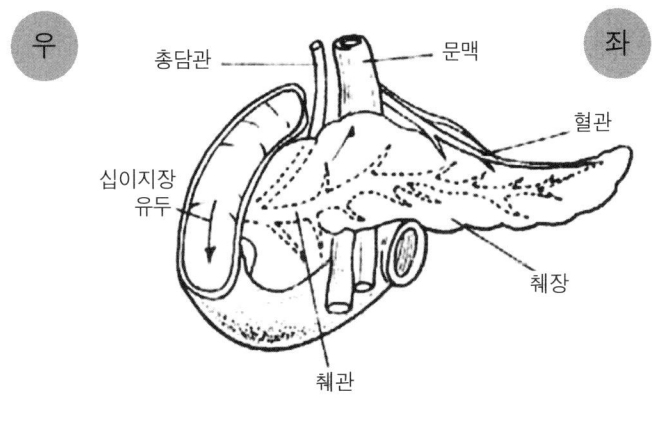

췌장의 구조

> **당뇨의 유형**
>
> 어린이나 청소년에 나타나는 당뇨병은 주로 인슐린 의존형이다.
> 이 경우는 췌장의 기능 저하 현상부터 나타나므로 인슐린 투여와 함께 성장에 필요힌 영양공급이 이느 정도 충족되이야 힌다.
> 즉 영양을 공급하다보면 혈당을 올리게 되나 이러한 혈당 증가요인은 인슐린을 투여하여 낮추는 길항적(拮抗的) 치료형식을 따른다.
>
> 반면에 40세 이후 발병된 당뇨병은 노인성 당뇨로 인슐린 비의존성인 경우가 많다.
> 이 경우는 신체의 기능 저하와 함께 분비된 인슐린의 작용이 저하된 상태이므로 여러 가지 합병증이 나타나는 것에 유의한다. 즉 인슐린 치료와 함께 식이요법을 의사와 상담하여 실시한다.
>
> 운동요법은 근육내의 포도당을 연소하여 혈당을 조절하는 방법으로, 후자의 경우 인슐린 의존형보다 운동을 서서히 하고, 시간은 더 많게 꾸준히 실시해야 한다.

47. 폐를 강화시키는 법

● 처방 : 좌우수의 폐점+대표오유혈 폐점+대표오유혈 대장점+상초구+폐합수혈과 폐 제2합수혈+비합수혈과 비 제2합수혈+오행처방 폐보법(수지침)

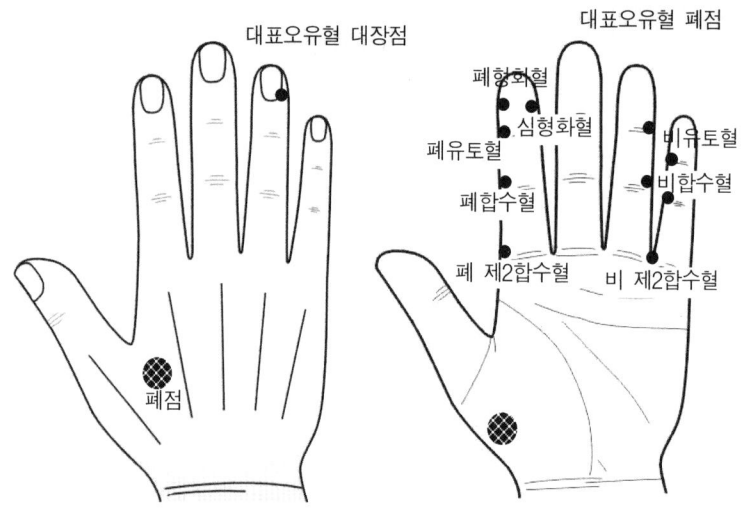

※ 폐보법 : 폐유토혈, 폐형화혈, 비유토혈, 심형화혈 자침

> 민간 식이요법
>
> 폐를 강화시키는 식품으로 뱀장어, 개구리, 밤, 마늘, 호도, 등이 있다. 이밖에 관련 증상에 따라 -
> ■ 기침이 심할 때 : 마(산마)즙, 파 달인 물, 생강차, 잣죽, 잉어를 고아, 그 국물을 식전에 복용한다.
> ■ 거담(祛痰) 식품 : 마늘, 은행, 살구씨, 당근 즙(다른 약재와 혼용을 피함), 찹쌀 죽(마른 가래에 좋음), 볶은 무씨 가루, 도라지 더덕, 생 쑥의 즙이나 말린 쑥을 달인 물.
> ■ 객혈(喀血)이 날 때 : 냉이와 생강을 태운 가루를 1일 3~4g 씩 검은 콩 달인 물로 복용. 연근 즙, 굴, 다시마.

폐의 구조와 호흡

폐는 좌우 1쌍이며, 좌폐는 2엽 우폐는 3엽으로 되어 있고, 좌우는 종격(縱隔)으로 구분된다.

폐의 내부에는 폐포(肺胞)가 있는데 여기서 외기(外氣)와 혈액 사이의 가스 교환(CO_2 와 O_2)이 이루어진다. 이러한 작용은 전적으로 폐포의 특성과 흉곽 용적변화에 따라 이루어진다.

폐포는 탄력성 섬유가 발달하여 있기 때문에, 폐의 신축을 원활히 하고, 늑골과 늑골 사이의 내·외 늑간근이 서로 대항적으로 신축하여 흉곽 크기를 변화시켜 흉식호흡을 가능케 한다.

한편, 횡격막의 상하운동은 주로 복식호흡에 관여한다.

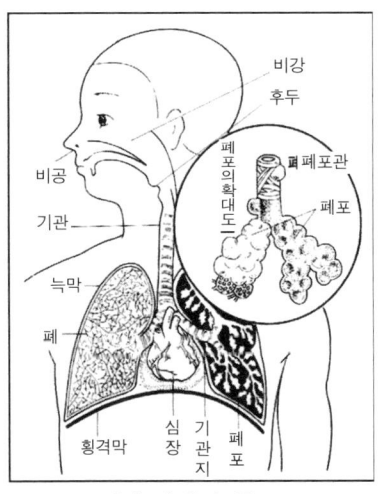

호흡기계의 구조

심장과 폐질환의 광명건강 영상

과민성 체질의 대장 정금혈 사혈요법

기관지 및 폐의 병은 당뇨병과 함께 대표적인 소모성 질환이기 때문에 체력이 저하되면 과민성 체질이 되기 쉽다.
과민체질을 개선하는 방법은 균형잡힌 식생활과, 노폐물질 배출(快便, 피부호흡 등) 및 심호흡으로 심신을 안정시키는 것이 중요하다.
대장 정금혈 사혈법을 1주간씩 2~3차 반복해 주면 상당히 좋다.

48. 대장질환과 치질

● 처방 : 대장점, 대표오유혈 대장점＋항문점＋대장정금혈
＋대장유목혈＋위정금혈＋위유목혈＋깍지손 지압법을
추가해 준다.

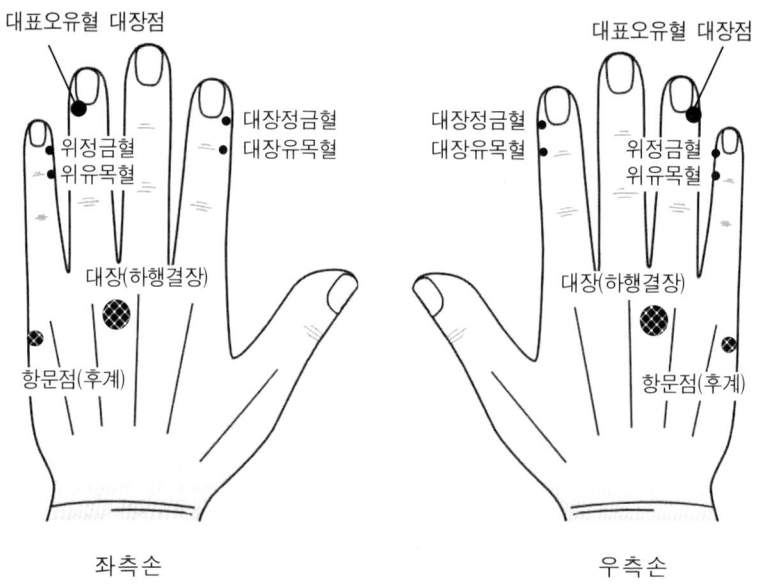

좌측손   우측손

※ 대장의 컨디션 조절

변을 보다가 긴장이 되어 갑자기 통변이 거북할 때 대장점과 항문점을 지압해 주면 통변이 순조로워 진다.
일상생활에서는 섬유질을 충분히 섭취하고 가끔씩 조금 맵고 찬 음식을 먹어 주는 것도 배변에 도움을 주는 경우가 있다.
배변 후 좌욕은 직장정맥의 순환을 촉진시켜 치질 등 항문 질병을 예방한다.
치질은 머리끝 '백회'를 사혈하거나 뜸을 떠 주면 효과가 있다. 피내침, T침, 혹은 압봉을 손과 발의 대장점이나 허리 뒷면 4요추 양측방에 위치한 '대장유'에 직접 부착해주면 심한 외(外)치질의 통증도 잘 멎는다.

49. 신장을 강화시키는 법

● 처방 : 중초구+하초구+신장점+신과 간의 합수혈과 제2의 합수혈+대표오유혈 방광점(사혈)+오행처방 신보법(수지침)

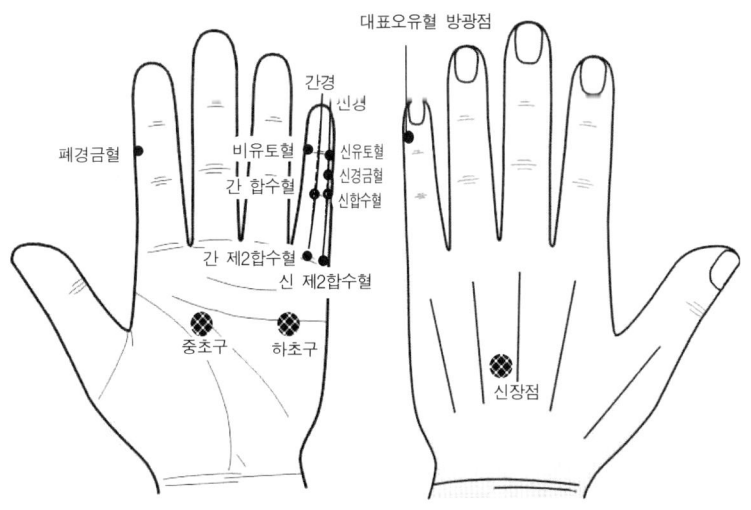

※ 신보법 : 신경금혈, 신유토혈, 폐경금혈, 비유토혈 자침.

┌─ 신(腎)의 기능 ─────────────────────
신(腎)은 성장발육을 주관하고 골수를 관장하며, 정(精)을 보관한다.
신기(腎氣)의 쇠퇴는 뼈를 약하게 하고 성 기능을 저하시킨다.
신 기운은 귀에 통하고, 모발과 직접적인 관계가 있어, 노쇠하여 신기가 고갈되면 귀가 멀고 백발이 된다.
신장과 함께 간(肝)은 낡은 혈구를 재처리하는 등 신장과 더불어 혈액을 정화시킨다.
신경(腎經)과 함께 간경(肝經)은 성기 주위를 순환하므로 성 기능에도 관여한다.
└────────────────────────────

50. 전립선염

● 제 1처방 : 오행처방 신보법(앞면 처방 참조)

　제 2처방 : 광명뜸 기본방+대표오수혈 폐점, 신장점+성기, 항문점

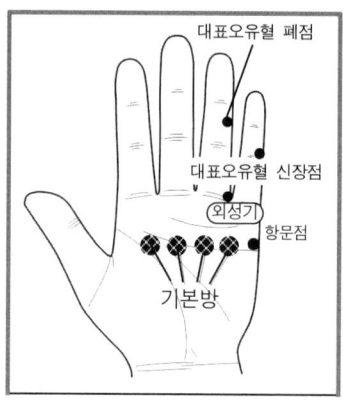

전립선염의 치료점

급만성 전립선염

◼ 급성 전립선염은
요도염과 방광염을 일으키는 미세한 세균이 요도로부터 정액이 나오는 길(精管)을 따라 감염된다.
주 증상은 회음부 및 하복부와 등 사타구니에 중압감을 나타내고, 몸이 무겁고 식욕이 감퇴되며 오한과 함께 배뇨 곤란이 나타난다.

◼ 만성 전립선염은
급성이 만성화된 경우도 있으나, 대부분 중년 이후 염증에 의한 경우로 아침에 보면 요도출구에 점액과 고름으로 부어있고, 요도와 아랫배 양다리 볼기 등에 불쾌감이 있다가 낮에는 이러한 증상이 없어지기도 한다.

※ 생활상 주의 사항
방광염 증세가 있을 때는 충분한 안정을 취하고, 음주(飮酒) 자극성 음식물의 섭취, 자동차 운전, 장시간의 승차 등을 피하며, 자주 온수로 회음부를 마사지 해준다.

남성 성기와 전립선염 증상의 3단계

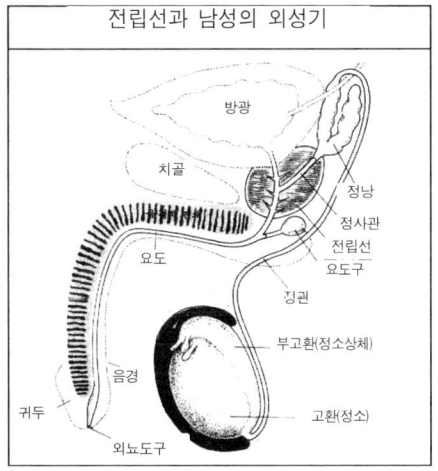

※ 전립선염의 3단계(3기)

전립선염의 증상은 치료를 위하여 편의상 3단계로 구분한다.
① 제 1 기
선유선종이 커지기 시작하면서 소변이 나오기까지 시간이 지연되고, 소변이 끝날 때까지 시간이 길어진다.
배뇨시키는 힘이 약하고 힘을 주면 오히려 도중에 중단되기도 한다.
② 제 2 기
소변곤란과 잔뇨감(殘尿感)이 있다.
소변곤란으로 방광에 소변이 남아 있고 밤낮으로 소변이 자주 마렵다.
때로는 전립선의 충혈, 또는 울혈로 요폐(尿閉)가 되기도 한다.
(수술 요법에 적당한 시기)
③ 제 3 기
전립선 비대(肥大)로 소변 배뇨(排尿) 곤란이 된다.
전립선의 비대가 계속 진행되면 소변이 뚝뚝 떨어진다.
방광이 크게 압박을 받게 되어 하복부가 불쾌하게 부풀고, 신장 기능이 급속히 떨어져 자주 목이 마른다.
장기화되면 요독증(尿毒症), 패혈증(敗血症)이 나타난다.

제2장
점자출혈 요법의 치료원리와 구급법

- 손 끝 점자출혈의 원리

- 엄지의 「점자출혈 요법」

- 점자출혈의 일반적인 작용과 금기

- 자율신경과 구급법

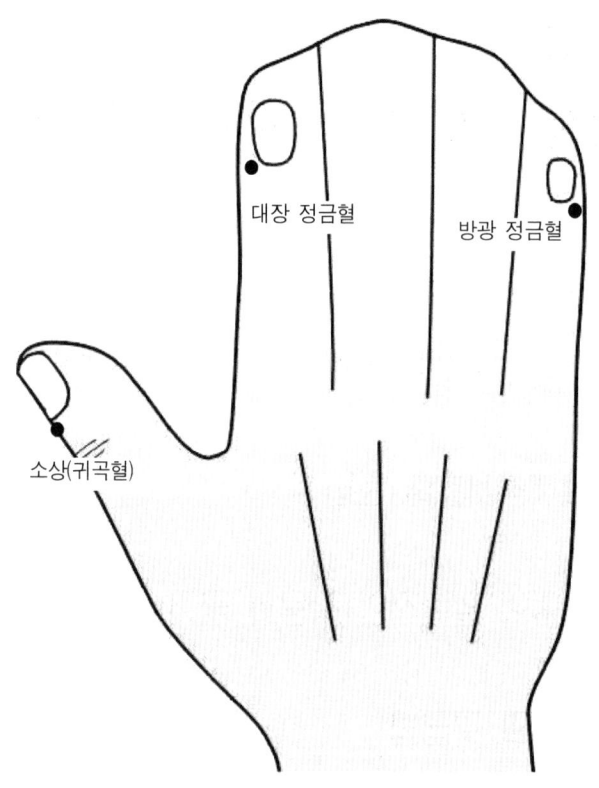

■ 소상, 대장 정금혈, 방광 정금혈의 중요성은 벙어리 손(Thumb)이론으로 설명된다.

제 2 장

점자출혈(點刺出血) 요법 치료원리와 구급법

점자출혈 요법이란?

손끝이나 발끝 한 점을 꼭 찔러 혈액 한두 방울을 짜 줌으로써, 기혈순환(氣血循環)을 촉진시키는 방법이다.

생활주변에서 급체했을 때 엄지손가락 손톱 뿌리부분 연수점을 따 주거나, 어린 아이의 경기나 풍(風) 맞아 쓰러진 경우 손가락 끝을 따주어 위급상황을 모면하는 것이 흔히 볼 수 있는 「점자출혈 요법」이다.

'점자출혈 치료법'은 대개 손발 끝이나 코 끝, 귀 끝 등에서 행한다. 다시 말해서 신체의 끝 부분에서 피를 빼는데 그 이유는 무엇일까?

1. 손 끝 점자출혈 원리

(1) 손(발)끝의 중요성

① 손(발) 끝은 피뢰침(避雷針)처럼 예민하다.

어두운 방에서 머리를 빗을 때나 스웨터를 갈아입을 때 불꽃이 튀는 것은 마찰전기가 발생하였다가 방전되는 현상이다. 그런데 이러한 방전현상은 하전체(荷電體)의 끝 부분에서 가장 많이 일어난다. 이를 가리켜 「첨단 유도전류의 특성」이라 한다.

한 예로, 큰 건물의 지붕 위나 높게 우뚝 선 구조물 위에 세 갈래로 갈라진 뾰족한 쇠끝을 하늘로 향하도록 설치해 놓은 피뢰침도 이러한 원리를 이용한 것이다.

피뢰침은 기층(氣層)이 불안정한 구름 속에서 발생된 전자의 방전을 안전하게 유도하여 낙뢰(落雷)로부터 피해를 막아주는 역할을 한다. 이러한 피뢰침은 하늘의 전기적인 정체현상을 땅에 방전시켜 대기 중의 전기적인 불균형을 해소하는 장치다.

　이러한 원리는 침을 찌르자마자 효과가 나타나는 원리에 대한 설명도 되지만 여기서는 인체에서 여러 원인으로 발생한 전기적 정체현상이나 부조화를 침단유도전류의 특성처럼 손끝 정혈에 잘 나타나고 치료되는 원리를 이해할 수 있다. 따라서 손끝은 가장 예민하게 몸의 상태를 나타내는 몸의 피뢰침이며, 손끝에서 나타난 '오로라'의 치유 효과도 같은 관점에서 이해된다.

② 손(발) 끝은 정맥과 동맥이 직접 연결된 문합구조(吻合構造)

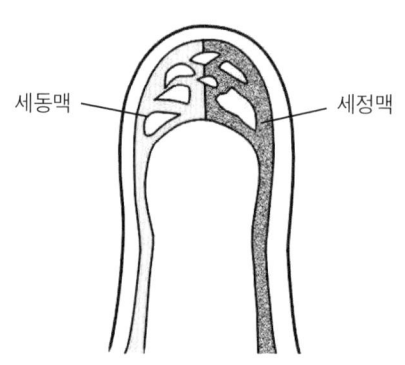

손끝의 문합 구조

　신체 각 부분의 혈액 순환의 일반적인 구조는 '심장-대동맥-각 부의 동맥-세 동맥-각 조직의 모세 혈관-세 정맥-각 부의 정맥-대정맥' 순으로 순환된다. 그런데 손끝을 비롯한 신체의 예민한 부위나, 뇌와 같이 중요한 부위는 동맥과 정맥을 직접 연결시킨 문합구조를 만들어 혈액순환에 특별히 배려하고 있다.

　이러한 문합 구조인 손끝에서 한 방울의 혈액을 방출시키면,

동맥과 정맥에서 동시에 한 방울만큼 혈행(血行)이 이루어지고, 이러한 시동은 전체적인 혈액순환을 이끌어 내는 동기를 제공한다. 이를 동양 의학적 관점에서 설명하면 다음과 같다.

즉 기(氣)는 혈(血)을 돌게(循) 하고, 혈은 기를 길러(養) 융성케 하므로 기가 충만해야 혈을 비롯한 모든 순환이 잘 되고, 음식을 잘 섭취하여 혈이 충분해야 기도 충실해진다.

그런데 졸도한 사람을 가리켜 우리는 기(氣)가 끊겼다는 의미로 흔히 기절했다고 한다. 기절하면 혈액순환이 나빠지고 심하면 정지되기두 한다. 바로 이때, 손 끝(십선)을 사혈 해주면, 혈액 순환이 정상화되어 기절이 기행(氣行), 기순(氣循)으로 전환된다.

이처럼 동맥과 정맥이 문합구조로 바로 연결된 손끝에서는 한두 방울의 혈액이 방출시켜도 기절을 기행(또는 혈행)으로 바꿔지게 하여 혈(血)은 돌고 기(氣)는 깨어난다.

이어서 전자축혈에 많이 사용되는 '소상', 대장 정금혈-'상양', 방광 정금혈-'소택'이 손의 끝이며 모서리라는 관점에서 전자축혈요법이 속효하게 됨을 살펴보기로 하자!

③ 사혈 치료점의 덩어리 손(Thumb) 원리

사혈요법은 손(발)의 끝단 즉 십선(十宣)과 기단(氣端)이나 손의 내·외측단 정혈이 가장 효과적이다. 실제로 손에서 사혈요법이 가장 강하게 적용되는 치료점은 엄지손가락의 '소상'과 연수점, 둘째손가락(검지)의 대장정금혈, 다섯째손가락(소지)의 방광정금혈이다.

이러한 치료점은 손 전체를 하나의 덩어리로 살펴보면 손의 가장자리에 위치해 있음을 알 수 있다. 즉 인체의 발생초기에 손은 먼저 하나의 덩어리(Thumb)이였었다. 그 다음 엄지와 그 밖의 손가락으로 분화되었다.

이러한 신체의 발생(發生)과 분화(分化)에 착안한 광명수지침의

「Thumb 이론」은 다섯 손가락 전체를 하나의 덩어리로 보는 견해와 엄지를 제외한 네 손가락과 엄지를 구분하는 벙어리 장갑처럼 보는 견해로「사혈 치료점 이론」을 다음과 같이 정립하였다.

㉠ 다섯 손가락을 하나의 덩어리로 보는 견해(5-Thumb)

다섯 손가락을 모두 합친 형상에서는 엄지측 '소상'과 소지측 방광정금혈('소택')을 모서리 정혈로 볼 수 있다.

옛날 선조들의 비방에 양손의 엄지를 서로 맞대어 실로 묶어서 '소상'에 해당되는 점에 뜸을 떠 정신병이나 간질을 치료하였다는 기록이 있다. 이 치료점을 고방(古方)에서는 귀곡혈(鬼哭穴)이라 부른다. 이름에서 보듯이 '소상'을 '귀곡혈'이라 부르는 것은 이 점이 혼백(魂魄)과 관련된 치료점이라는 뜻을 품고 있다.

임상에서 '소상'은 폐경의 정혈로서 기관지염, 인후염 등을 치료하는 요혈이다.

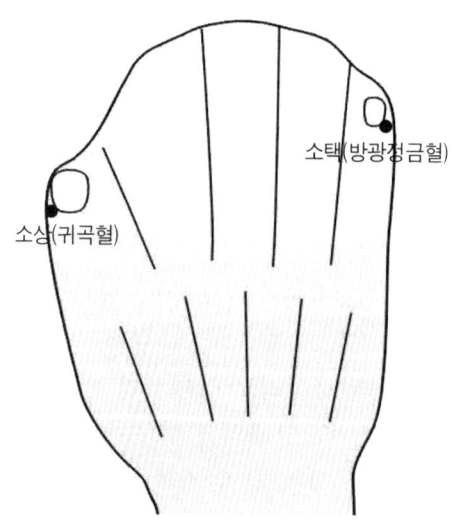

5-Thumb의 소상과 소택   벙어리 손과 응급사혈요법

ⓛ 네 손가락을 덩어리로 보는 견해(4-Thumb)

손이 분화되는 초기에 엄지를 제외한 네 손가락이 하나의 덩어리가 되는 경우를 생각해 볼 수 있다. 이는 마치 벙어리 장갑을 끼고 있을 때의 손 모습이다. 이때 양쪽 가장자리의 정혈은 '대장 정금혈'과 '방광 정금혈'이다.

대장과 방광은 대·소변을 주관하는 하초성(下焦性) 장기이다. 대장과 방광의 정혈이 손(4-Thumb)의 양 모서리에 위치해 있는 것은 유의할 만한 일이다. 이 혈들의 치료작용은 대·소변으로 몸을 편하게 해주는 것처럼 구급상황을 극복하고 몸을 편하게 해준다.

- 대장 정금혈 : 대변을 보면 몸이 쾌적해지듯이 해독과 해열 작용을 주로 한다.
  — 감기, 경기, 알레르기성 질환 등에 적용.
- 방광 정금혈 : 소변을 보는 것과 같이 수분대사와 전신 조절 작용을 돕는다.
  — 정신혼미, 두통, 눈병 등에 적용.

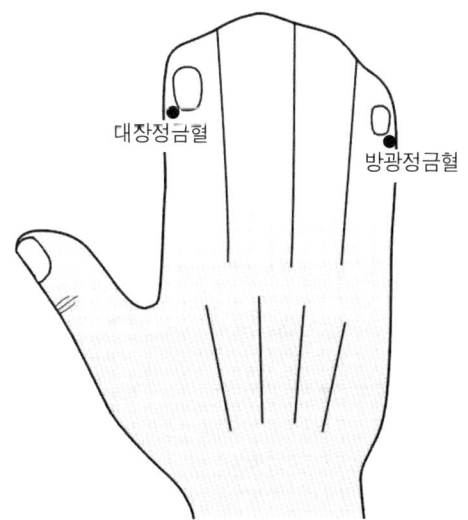

4-Thumb의 대장정금혈과 방광 정금혈

(2) 소아 경기의 폐경 진단법과 정혈 치료법

벙어리 손(4-thumb) 이론에 따라 소아 경기를 진단하고 치료할 수 있다. 어린아이의 경기 현상이 나타나면 손 내측 모서리인 폐경맥이 시작되는 부분부터 점차로 검푸른 경기반응이 나타난다. 경기가 점차 심해지면 폐경맥(肺經脈)을 따라 점차 더 위로(손끝 방향) 경기 반응이 올라온다. 처음에는 '폐 제2 합수혈'에 나타나고, 좀 더 위중하면 '폐 합수혈'로 올라가고, 보다 위중해지면 '폐 유토혈'까지 올라가 파란 혈맥이 노출된다.

이때는 폐경맥의 혈맥을 따주지만, 폐와 표리관계(表裏關係)에 있는 대장경의 '대장 합토혈'과 함께 '대장 정금혈'도 사혈해 준다. 그런데 이미 경기가 발작하였으면 손가락 끝단 즉 '십선'에서 모두 사혈시켜주어 응급조치에 들어간다.

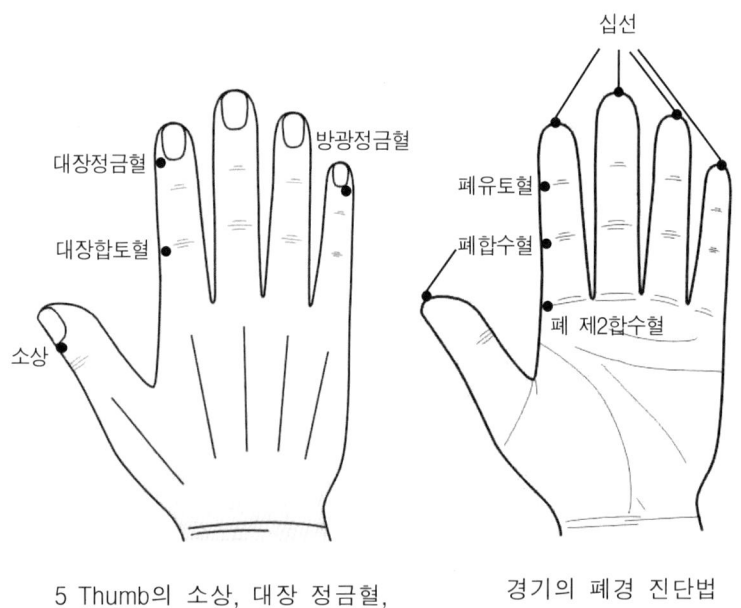

5 Thumb의 소상, 대장 정금혈,
방광 정금혈

경기의 폐경 진단법

2. 엄지의 「점자출혈 요법」

손끝과 함께 「점자출혈 요법」이 가장 많이 쓰이는 곳이 바로 엄지손가락이다.

우리가 '제일'을 표시할 때에도 꼭 엄지손가락을 내밀어 보이게 된다. 3장에 소개할 「5지(五指)의 가동성 실험」에서도 엄지손가락의 중요성에 대하여 언급한다.

바로 엄지를 잘 이용하면 중풍으로 쓰러진 자에게도 '광명'을, 곽란으로 뒹구는 자에게도 '광명'을, 경기에 까무러친 아기에게도 '광명'을 줄 수 있기에 필자가 연구한 침법을 광명수지침이라 칭하였고, 이 때 사용하는 실용신안 특허 무통사혈침(無痛瀉血針)도 『광명침』이라 명명하였다.

(1) 엄지손가락 자침 부위의 의의

엄지손가락 구급자침 부위는 소상, 중상, 노상으로 삼상(三商)이라 한다.

- 소상 · 폐경(肺經)의 정혈(井穴)이며, 위급시 먼저 사혈하는 혈이다 (엄지 외측).
- 중상 : 엄지는 머리이며, 바로 이 점을 후두부 '연수점'이라 명한다.
- 노상 : 소상, 중상과 함께 뇌로 대응된다(엄지 내측).

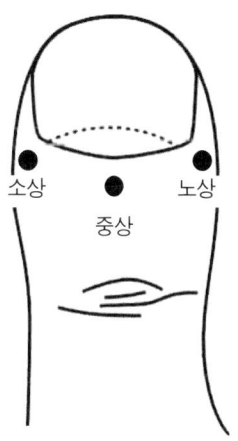

엄지손가락의 자침부위

(2) 엄지의 「점자출혈 요법」 적응증

적응증	엄지혈	기타 치료혈	이론 근거
풍발작 (風發作)	중상 (연수점)	은백 십선 기단(十宣氣端:손발의 끝 부분)	중상 = 연수점 연수는 호흡뿐만 아니라 음식물의 연하운동도 관장함
급 체 (急 滯)	중상 (연수점)	은백 중상, 노상	상 동
심계항진 (心悸亢進)	소상	은백 소충, 소택(小衝, 少澤: 소지 손가락 손톱뿌리 내·외측-방광 정금혈)	전통 경락 이론에서, 은백은 비경의 정혈 소충은 심장의 정혈 소택은 소장의 정혈
감기(感氣) 편도선염	소상	중상, 노상, 상양(商陽): 대장 정금혈	소상은 폐경의 정혈로서, 폐경맥의 고유작용이 있다.

※ 엄지손가락은 무의식적인 머리에 해당된다.
무의식중에 '제일'을 표시할 때나 우두머리를 나타낼 때 엄지손가락을 세워 보이게 되는 것도 무관한 일이 아니다.
그러므로 무의식중에 엄지가 머리이고, 엄지에 대한 뇌의 각인도 '엄지=뇌' 이다.

23.목사혈

인후 목 사혈요법 실기시범

3. 점자출혈의 일반적인 작용과 금기(禁忌)

「점자출혈 요법」은 기혈 순환을 촉진하는 작용이 있으나, 급격한 혈행의 촉진에는 몇 가지 금기증이 있음에 유의해야 한다.

(1) 점자출혈의 일반적인 작용

점자출혈은 손끝처럼 신체의 예민한 끝 부위나 경락 급소에 사혈침으로 한 점을 콕 찔러 한두 방울의 혈액을 방출함으로써 전체적인 혈액 순환을 유도하여 다음과 같은 효과를 나타낸다.

① 혈압(血壓) 및 혈액배분(血液配分)의 불균형을 개선시켜 준다.

우리 몸의 순환 구조를 단지 펌프에 연결된 호스와 그 안에 있는 혈액 즉 유체(流體)로만 보아서는 본 뜻을 이해하는데 부족하다.

이를테면, 소화 호스처럼 압력이 높은 호스의 한 쪽 끝에 작은 구멍이 생겨 그 구멍으로 누수 된다 하더라도 물을 공급하는 것에는 결정적인 영향을 주지 않는다.

그러나 우리 몸은 생체로서 작은 부위의 혈액의 방출도 때에 따라서는 결정적인 영향을 주게 된다.

예컨대, 긴장과 스트레스 등에 의하여 후두부에 혈압이 집중되어 위험할 때에 손끝에서 아주 작은 부위의 방혈(放血)인 「점자출혈 요법」이 혈압을 낮추어 생명을 구하게 된다.

이와 같은 현상은 우리 몸의 혈관이 무감각한 혈액의 호스가 아니며, 생체의 일부로서 혈관에도 신경이 분포되어 있고, 혈관의 주행 특히, 동맥 줄기와 거의 나란히 큰 신경이 분포되어 주행하고 있기 때문이다.

그러므로 우리 몸은 비록 아주 작은 자극일지라도 생명에 관련되는 정보는 즉각적으로 접수하여 이를 적절하게 활용하는 긴밀한 구조로 되어 있다. 따라서 「점자출혈 요법(點刺出血療法)」의 효과는 혈압 및 혈액배분(血液配分)에 대하여 그 효과가 즉각적이며 전신적이다.

② 심장의 부담을 줄여 준다.

사람이 졸지에 급작스런 상황에 봉착하게 되면 손발에 맥이 풀리고 놀라서 오금이 저리게 된다. 이와 같은 현상은 긴장된 신체적, 정신적 작용이 기혈순환을 억제하고 있을 뿐 아니라 그나마 조금 남은 기혈도 팔 다리에 혈액을 공급하기보다는 우선 뇌(腦)에 혈액을 집중시켜 상황을 벗어나려는 자율신경의 자기 방어적인 조치에서부터 비롯된다.

이와 같은 상황이 계속된다면 심장의 부담이 증대되고, 급기야 심장마비나 회복이 어려운 뇌 손상을 입게 될 수 있다.

이때, 손끝에서 점자출혈을 시켜주면 손발이 따스해지면서 심장이 안정을 찾게 된다.

※ 심장의 긴장 상태가 길어져 후유증을 남겼을 때에도 「점자출혈 요법」을 꾸준히 행하면 심장기능을 상당히 회복시킬 수 있다.

③ 체온 조절 실조상태를 개선한다.

우리가 흔히 쓰는 표현 중에 당황한 모습을 가리켜 "얼굴이 뻘겋게 됐다"거나 "얼굴이 붉으락푸르락 한다"고 말한다.

이와 같은 말의 기능해부학적 의미는 두부(頭部)에 혈액이 상충(上衝)되었을 때에는 얼굴이 붉어지고, 심장 기능이 쇠약해지면서 다시 얼굴이 창백해지기 때문에 안면의 혈액이 붉었다가 또다시 푸르게 변화된 상태를 나타내는 말이다.

특히, 어린이들이 경기에 침습되었을 때 얼굴색이 변하면서 손발의 체온도 자주 변하게 된다. 손발이 따스해지면 안색이 좋아지고, 곧이어 손발이 싸늘해 지면서는 안색이 창백해지는데, 바로 이때 위험성이 따르게 된다.

체온 조절의 실조는 수족의 냉증으로 판단한다. 어떤 사람은 여름인데도 발이 시렵다며 이불을 푹 덮고 자는 사람이 있는데, 이런 경우도 발의 끝단 즉 기단(氣端)에 점자출혈을 실시해 주면 대개 일주일이 경과하기 전에 체온조절이 정상화된다.

(2) 「점자출혈 요법」 실기

① 점자출혈 요령

점자출혈은 손가락의 끝 부분(십선)이나 손톱 뿌리 부분(정혈), 또 신체 여러 돌출부 등을 자상하게 되는데, 이때 2~3㎜ 정도 자침하여 신체의 중심으로부터 각 지체로 흐르는 종적(縱的)인 줄기를 따져서 훑어 내리면서 사혈 한다.

예컨대, 감기나 고열이 발생할 때 자주 쓰이는 대장 정금혈('상양'에 해당)이나 심신 불안과 두통이나 눈이 아플 때 많이 쓰이는 방광 정금혈('소택'에 해당) 등을 자상하고 난 뒤, 손가락 줄기를 쓸어내려 사혈을 시켜주는 것이 효과적이다.

② 「점자출혈 요법」의 효과를 증대시키는 법

㉠ 광명수지침의 중수골 진단법이나, 신체의 복부 모혈(募穴)의 복진(腹診), 배부유혈(背部兪穴)의 유혈진(兪穴診) 등을 이용하여 기혈이 정체(停滯)된 장기를 알아내고, 그 장기의 정혈에 일차로 사혈하여 기혈순환을 촉진시킨다.

㉡ 타박상으로 어혈(瘀血)진 부위나 염좌(捻挫:삠) 등으로 부어오른 부위, 혈액 순환이 좋지 않아 저리고 아픈 부위는 그 국소에 직접 자상하여 방혈(放血)을 시키거나 부항 사혈요법으로 어혈을 제거한다.

㉢ 상기 ㉠과 같은 점자출혈 요법에서 출혈량을 증대하기 위

하여 자상 부위를 주무르고 짜서 자극량(刺戟量)을 증대시키게 된다. 바로 이 동작의 지속시간과 출혈량이 환자의 치료에 적당한 자극이 될 수 있도록 조절할 수 있어야 한다. 특히 노약자 허약자 심장질환이 있는 사람들은 자상을 얕고 작게 하며, 대신에 출혈 시간은 여유를 갖고 천천히 상태를 살펴가며 사혈 한다.

(3) 점자출혈(點刺出血)의 금기(禁忌)

「점자출혈 요법」은 매우 강력한 치료 효과를 나타내는 반면, 전신의 혈행이 급격히 촉진되기 때문에 심장 판막증 환자나 빈혈자, 허로(虛勞)자, 임산부에게는 다음과 같은 특별한 주의가 요구된다.

① 심장 질환과 「점자출혈 요법」

심장 판막증과 같이 기질적인 병변이 있는 환자에게 손 끝 점자출혈을 시도한다는 것은 마치 밸브가 고장난 펌프에 가압(加壓)하는 결과가 된다.

즉 어떤 상황을 개선하기 위하여 「점자출혈 요법」을 실시하면 즉각적으로 급격히 혈액 순환의 상태가 변화하기 때문에 오히려 심장에 부담을 주어 반치료적 상황이 나타날 수 있다.

특히 심장이 평소 좋지 않은 환자인 경우는 심장 자체의 순환 리듬에 혼란이 생겨 심부전(心不全)이 속발되고, 심지어는 심장마비까지 우려된다. 점자출혈 요법을 실시하는 중에 가장 우려되는 부류가 바로 심장 판막증이나 협심증이 있는 환자임을 유념해야 한다.

그러므로 가슴을 웅크리고 신음하고 있는 사람은 이러한 병력이 있는 사람이 아닌지 잘 살펴서 치료에 특별한 주의를 기우려야 한다.

② 빈혈과 「점자출혈 요법」

빈혈은 저혈압이나 적혈구의 부족 등 기질적인 요인에 의한 전체성 빈혈과, 단지 기혈순환(氣血循環)이 일시적으로 저해되는 국소적인 빈혈, 또 앉았다가 일어서면 느끼는 기립성 빈혈(起立性貧血) 등으로 구분할 수 있다. 「점자출혈 요법」에서 금기의 대상이 되는 부류는 전체성 기질성 빈혈인 저혈압 환자나 혈구성(血球性) 빈혈 환자이다.

※ 상기 ①, ②의 심장병과 빈혈자의 경우도 장기적인 계획으로 주의 깊게 관찰해 가면서 매일 소량씩 점자출혈을 시도하는 점진적 치료면 바람직한 치료 방법이 될 수 있다.

③ 기타의 경우

몹시 피로할 때나 임산부인 경우에는 급격한 변화에 취약하기 때문에 가급적 「점자출혈 요법」을 피하는 것이 좋겠다.

또 식사 전후나 수영 전후, 성교 전후나 정서적으로 불안할 때에는 위급 상황이 아니고서는 「점자출혈 요법」을 삼가 한다.

자율신경 사혈구급법 영상자료

동서양의 사혈법 비교
다음카페>광명건강 자료

자율신경과 구급법

인체가 여러 상황에 적응하여 생명을 유지할 수 있는 것은 내분비계를 포함한 기본적인 적응잠재력과 신경계의 원활한 정보전달 기능에 의해서 달성된다.

만약 어떤 변화가 자율신경의 전신조절능력과 인체의 적응력을 초과하는 자극으로 가해지면 인체는 위급상황에 직면하게 되며, 이를 극복하지 못하면 생명을 잃는다.

그런데 이러한 위급상황을 벗어나고자 할 때 자율신경의 교감신경과 부교감신경이 서로 길항되는 특성에 따라 치료유형을 선택해 주면 보다 효과적으로 극복된다.

1. 자율신경계(自律神經系 autonomic nervous system)

신경계를 크게 나누면 뇌와 척수의 일부에 해당된 중추신경과 척추신경과 자율신경으로 구성된 말초신경으로 구분된다.

척추신경은 의지에 따라서 자유로이 운동하는 수의운동(隨意運動)을 지배하고 있으며, 자율신경은 자신의 의지나 의식과 무관하게 자율적으로 운동하거나 반사작용을 하여 생명을 지속시키는데 기여한다. 예컨대 심장이나 위장운동처럼 불수의운동을 지배하고, 위장의 유문반사 등을 지배하는 것이 자율신경이다.

자율신경에는 교감과 부교감신경이 있어 서로 길항적으로 작용하여 장기의 기능을 조정함으로써 인체의 최적(最適 : optimal), 항상(恒常 : homeostatic), 내환경(內環境 : internal envionment)을 유지시킨다.

(1) 교감신경의 작용과 분포

인체가 긴급상황에 당면하면 신체기능을 증대시켜 체온을 상승시키고, 출혈이나 산소 및 혈당부족 등에 대하여 광범위한 전신

반응을 유도하여 내환경을 바로 잡는 역할을 하는 것이 교감신경이다. 교감신경의 주요기능은 동공산대(瞳孔散大)·심박수 증가·기관지 확장 등이나, 소화기계의 측면에서는 위·장관의 운동과 분비를 억제하여 인체가 외향적인 대응과 기능증대로 집중될 수 있도록 도와준다.

교감신경의 분포는 흉추 전체와 요추 2번에 이르는 척추신경의 분지와 결합된다. 따라서 척추지압은 대체로 에너지의 소비를 증대시켜 인체의 외향성 기능을 증대시키는 역할을 한다고 말 할 수 있다.

(2) 부교감신경의 작용과 분포

한편, 부교감신경은 평소 활동하는 자율신경계로서 주요기능은 동공축소·심장 박동수 감소·기관지 수축 등이며, 소화기계 측면에서는 위·장관의 운동과 분비를 촉진 및 항진시켜 인체를 내향적으로 안정시켜 에너지 저장과 축적에 기여한다.

부교감신경의 분포는 먼저 체내 자원의 유지와 회복 및 장기의 보호에 관여하는 두경부(頭頸部 cranial division)와 노폐물질의 배설에 관여하는 선골부(sacral division)에 분포되어 있다. 이는 뒷목과 선골부분을 효과적으로 지압하는 것이나 이를 호흡과 함께 지압해 주는 광명정체요법의 두개-선골호흡법의 효과와 비슷하다.

(3) 자율신경의 상호작용

자율신경계는 운동과 지각을 맡고 있는 척추신경계와는 달리 의식에서 비교적 독립적으로 작용하고 있다. 그러나 자율신경은 감정이나 행동에 밀접하게 관련되어 있고, 장기나 혈액순환, 각종 내분비 선(腺)의 분비작용을 지배하여 대사(代謝)에 영향을 준다.

자율신경계의 교감신경(交感神經)과 부교감신경은 신체의 여러 곳에서 서로 길항적(拮抗的)으로 작용한다고 하였으나, 인체를 조절하는 작용은 서로 대립된 길항작용뿐만 아니라 서로 협조적인 역할도 있다. 예컨대 침샘에 있어서는 부교감신경 자극에 의하여 다량의 묽은 타액과, 교감신경 자극에 의한 점성이 많은 진한 타액이 분비되어 소화를 돕는다. 또 위 유문부에서 십이지장으로 음식물을 운반시키는 유문반사나, 방광의 배뇨 등에 있어서는 교감신경과 부교감신경의 작용이 미묘하게 협조하여 작용한다.

이러한 협조체계는 인체를 통합적으로 조절하기 위한 고차적인 경우로 위급상황에 대처하는 양상에 있어 교감-부감성 신경을 통합적으로 대처해야 할 필요가 있음을 말해준다. 예컨대 사혈요법의 연수점 사혈이나 전신반응점 '합곡'혈의 자침은 뇌 중추의 통합성을 자극하는 것으로 모든 상황에서 공통적으로 적용한다.

2. 구급상황의 치료 예

뇌졸중 호흡곤란 급체 질식 익수(溺水) 등 일반적 위급상황은 실증(實症)으로 부교감신경과 관련된 부분을 다스려 인체를 안정시켜 치료한다. 한편 기아(飢餓) 동사(凍死) 마라톤 선수와 같이 운동선수의 탈진 등은 허증(虛症)으로 교감신경과 관련된 부분을 다스려 기능을 증대시켜 위급상황을 대처한다.

실증과 허증의 예를 동사와 익수를 들어 살펴보기로 한다

(1) 동사(凍死)와 익수(溺水) 구급법의 차이

외기의 기온이 저하되어 체온이 자율신경조절 한계를 넘으면 신체의 생명현상이 정지되고, 마침내 사망하는 것을 동사라 한다. 적당한 보온장치(保溫裝置)가 있으면, 사람은 −50 ~ −40℃에서도 견딜 수 있지만, 어린이나 노약자, 영양이 저하됐을 때, 굶거나 피로할 때, 수면 중, 정신적으로 위축되어 있을 때, 음주가 과한

경우 등은 0℃ 전후에서도 동사할 수 있다. 또 산에서 조난(遭難) 당했을 때는 피로·기아(飢餓) 두려움 등의 악조건으로 기온이 내려가면 동사할 확률은 더욱 높아진다.

동사는 피부의 혈관이 수축되어 창백해지고 이어 혈관이 이완되어 말초혈관에 울혈(鬱血 : 정맥의 혈액이 막혀 울혈되는 것)이 나타나고, 내장은 빈혈상태로 된다. 이런 상태에서는 피로감이 더해지고, 사고력이 감퇴되며, 견디기 어려운 졸음에 빠진다. 그리고 사지가 뒤틀리어 보행이 곤란해지고 마침내 혈압이 떨어지며, 호흡도 점차로 느리게 되면서 결국은 사망한다.

(2) 동사 구급법

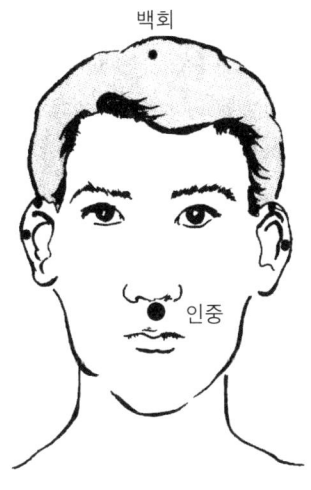

동사상태인 조난자를 발견했을 때에는 바로 따뜻한 방으로 옮기면 안 된다.

처음에는 비교적 저온인 방으로 옮기고, 원기가 회복되면 더운물이나 차·설탕물·알코올·음료수 등을 마시게 한다. 또 한꺼번에 다량의 음식을 주어서도 안 된다. 그리고 서서히 몸을 덥게 해준 뒤 점차 따뜻한 방으로 옮겨야 산다.

● 처방 : 뇌에 대한 통합치료 자극점-인중, 백회, 연수점
　　　　 교감신경 영역의 자극 치료점-중초구, 중수골 장기점
　　　　 기타-십선(따주기만 하고 피를 주물러 짜내지 않음).

동사자는 갑자기 호흡이 정지된 익수자나 질식자와는 다르게 서서히 인체의 기능이 저하되어 사경에 이르는 경우다.

이럴 때는 말초부위의 동사과 함께 신진대사 감소를 우선 회복시키는 구급혈 사혈요법을 사용하면서 가장 안전한 체온상승법을

선택해야 한다. 즉 45℃정도의 물수건을 복부에 찜질하여 체온을 올려 주도록 하되 안색을 살펴 창백해지면 잠시 기다렸다가 서서히 다시 찜질을 반복한다.

마사지 요법으로는 교감신경이 분포된 흉추-요추(심유 간유 담유 위유 신유 등)를 지압한다. 안색이 밝아지는 것을 확인한 후 사지 마사지를 단계적으로 실시하여 동상으로 인한 신체 손상범위를 줄여간다.

(3) 익수(溺水)자 구급법

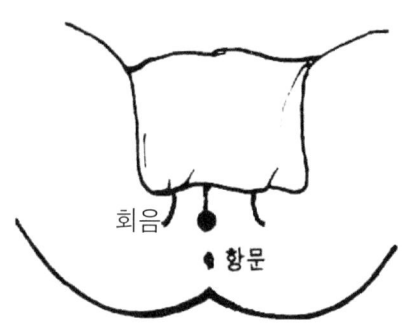

물에 빠져 갑자기 질식되어 의식이 없어지는 것을 익수라 한다.

<u>이물질 제거와 기도유지법</u>
엎드린 상태에서 두 팔로 복부를 걸쳐 들어올려 물을 토해내도록 하고, 바로 눕혀 고개를 뒤로 제키고 턱을 잡아당겨 기도를 유지하며 인공 호흡법을 실시한다.

● 처방 : 뇌에 대한 통합치료 자극점-연수점, 전신반응점(합곡).
　　　　부교감신경 영역의 자극 치료점-연수점, (합곡), 회음
　　　　　(會陰 : 성기와 항문 중간지점, 자침 후 돌려준다).
　　　　기타 발바닥의 용천(湧泉), 코밑, 인중(人中).

익수자 항문 진단법 :

익수자를 건져 올려 구급법을 행하였어도 회생 기미가 보이지 않으면 항문을 관찰하여 인공호흡을 비롯한 소생법 지속여부를 결정한다. 항문이 수축되어 있으면 자율신경 통제하에 있으므로 회음 자침법이 유효하다. 그러나 항문이 이완된 상태는 회생이 어렵다.

※ 항문은 경추 상단과 함께 부교감신경의 분포영역이다.

3. 구급법의 유형별 치료점 구분

구급상황 유형에 따라 자율신경이 분포된 위치와 관련한 치료점을 선택해주면 보다 효과적이다.

인체를 안정시켜야 하는 상황에서는 부교감신경 분포영역을 선택한다. 부교감신경은 경추 상단부 뇌신경에서 분지된 동안신경, 안면신경, 설인신경, 미주신경과 선골에서 나오는 선골신경의 영향을 받는다. 따라서 연수점과 합곡, 회음, 항문이 바로 부교감신경을 자극할 수 있는 좋은 자침점이다.

한편, 동사나 영양실조(기아) 등 서서히 진행되어 인체가 곤궁한 상태로 생명이 위태로울 경우는 인체의 기능을 촉진시켜주는 교감신경의 분지를 다스려 주면 좋다. 즉 흉추 전체와 요추 2번 정도에 이르는 척추신경과 관련해 분포된 교감신경은 체온을 상승시키고 심한 출혈, 산소 및 혈당 부족에 대하여 광범위한 전신

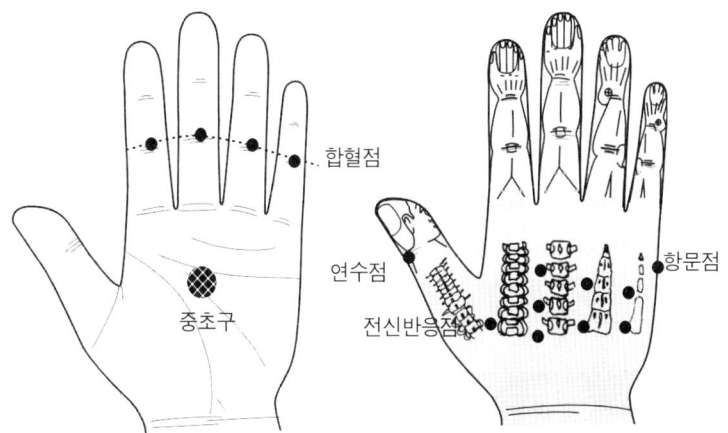

반응을 유도하여 내환경을 바로 잡는다. 따라서 중초구, 손등 중수골 장기점, 손바닥 합혈 등이 바로 교감신경을 자극할 수 있는 좋은 자침점이다

※ 익수자 동사자 응급조치시 체온 유지법 :

익수자나 동사자는 체온유지가 중요하다. 낮아진 체온을 올려주고자할 때 뒷목과 복부에 온열을 가해주는 것이 좋다. 복부에 가해진 온열은 척추부위에서 분지된 교감신경의 기능을 도와 생체기능을 촉진시키는데 도움을 준다.

그런데 팔다리 사지(四肢)를 복부보다 먼저 덥게 하거나, 주물러 주다보면 혈액이 사지로 몰리고 반면에 뇌와 중요장기에서는 혈액부족 현상이 나타나 허망하게 목숨을 잃는 경우가 있다.

※ 인체의 자율신경 조절 치료점
- 뇌-경추 신경점(일명 : 합곡)과 연수점 : 전신 반응점
- 손등 중수골 오장육부 반응점 : 교감신경 촉진 치료점
- 손바닥 광명수지침 제대권 : 교감신경 촉진 치료점
- 연수점과 회음, 항문(미골단) : 부교감신경 촉진 치료점
- 연수점과 합혈 : 전신 반응점, 자율신경 균형점

※ 광명 정체요법의 두개-선골 호흡법과 부교감신경

두개-선골 호흡법은 호흡(들숨)과 함께 선골 하단을 눌러주고, 날숨에서 눌렀던 힘을 이완시켜 후두골과 선골 및 미골단이 상호 대응적으로 움직이게 하여 뇌 척수액의 순환을 촉진시키는 광명정체요법적 기법이다.

그런데 이러한 동작은 경추 상단과 선골부로 부터 분지된 부교감신경을 자극하는 결과가 되어 뇌 척수액의 순환에 도움된다.
따라서 두개-선골 호흡법은 자율신경의 부교감성 치료작용으로 심신의 안정을 유도하는 치료법이라 생각할 수 있다.

10.부교감신경사혈법

제3장
광명 수지의학을 지원하는 이론들

- 손가락 가동실험과 『광명수지침』
- 『광명 수지의학』 관계성 요법
- 손의 철학
- 광명 손 호흡법 뇌 건강법

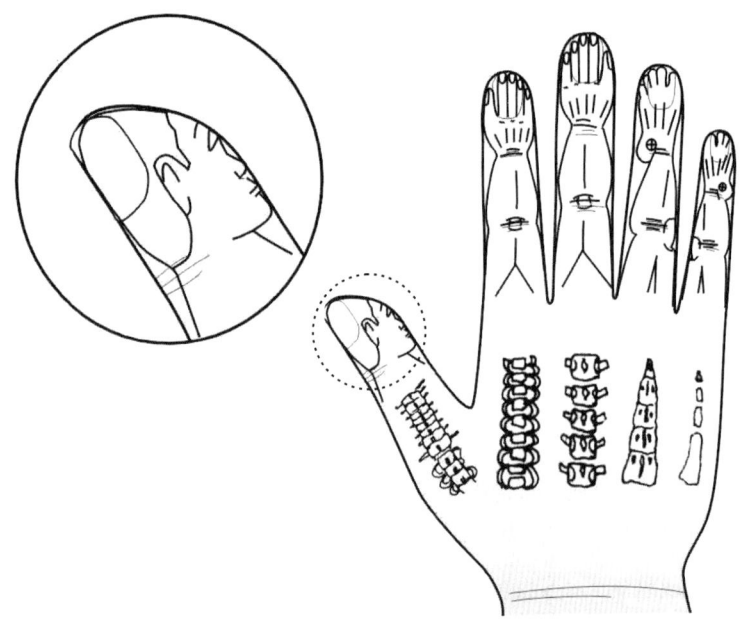

- ◩ 엄지 2마디의 말절골 기절골은 **머리와 목**.
- ◩ 다른 손가락 3마디의 말절골, 중절골, 기절골은 손목(발목), 팔목(무릎), 어깨(고관절).

제3장

광명 수지의학을 지원하는 이론과 실기

광명 수지의학은 엄지를 머리로 보는 전통민간 따주기 요법을 「광명의학 침술의 3대 원리」중의 하나인 '원격치료 이론-전식요법(全息療法)1)'으로 재해석해보는 과정에서 파생되었다. 즉 엄지는 무의식적으로 머리라고 생각하는 기억의 기본적 잔영과 이를 뒷받침하는 신경학적 실증을 여기서 보이고자 한다.

이에 좀더 구체적인 합리성을 제시하기 위해서 다섯 손가락의 가동실험과 손의 피신경 분포의 경추신경 분지와 관련해 엄지가 다섯 손가락 중 가장 위에 있으며 첫 번째인 머리임을 증명한다.

또한 손의 활동성에 철학적 의미를 부여하여 인간 삶의 참된 가치와 교훈을 찾아보았다. 예컨대 손가락은 여럿이나 이는 한 뿌리에서 나왔음은 만물의 근원이 하나임을 말하는 만법귀일(萬法歸一)을 함축한다. 이를 광명 정신요법에서는 인간관계의 화합으로부터 질병을 예방 치료하는 '오지의 관계성 요법'이 된다.

또한 손과 뇌는 진화적 관련성이 크다. 손과 뇌의 상관성에서 손 호흡법이 뇌의 각성과 치유에 효과적인 이유를 찾는다.

인간이 손을 적극적으로 활용함으로써 뇌는 비약적으로 발달할 수 있었다. 손과 뇌는 서로의 관할 영역 안에서 직접적으로 상호작용을 하기 때문에 손에 대한 자극은 뇌에 잘 반영되는 것이다.

---

*전식요법(全息療法) : 온몸이 모두다 하나로서 숨을 쉬고 있는 것과 같이 인체의 특정 부분은 온몸을 대표할 수 있다는 이론이다. 이는 원격치료(遠隔治療)의 상응점(相應點)을 찾는 원리가 된다. 필자의 졸저『광명침 비법』제6장 제3절 '반응점의 원리'와 제4절 '원격치료 원리' 편 참조, 218-228쪽.

1. 손가락 가동실험과 광명수지침

손가락 5개의 상호 관계를 파악하여 인체 발생과 분화시의 귀속과 분리 관계를 살펴봄으로써 5지의 상응구조를 명확히 할 수 있다.

① 팔에 해당된 검지의 가동실험

좌우측 어떤 손이든지 검지를 구부려 본다면 검지가 기역자('ㄱ' 字)가 되기 전에 중지도 함께 구부려 지려고 한다. 손가락을 손 등 쪽으로 쫙 펴서 해보면 더 확실하게 검지의 가동에 따라 중지가 상관되어 움직임을 알 수 있다.

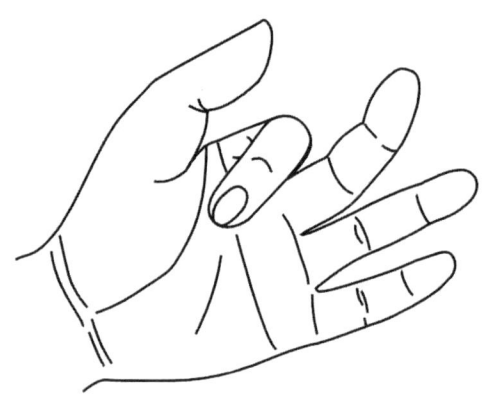

검지의 가동 실험

※ 검지가 광명수지침 원리에 따라 팔과 손이 된다면 중지는 팔과 상관도가 높기 때문에 제2의 팔이다.

② 다리에 해당된 소지의 가동 실험

좌우측 어떤 손이든지 소지 손가락만 구부려 본다. 소지 손가락이 기역자가 되기 전에 약지 손가락도 함께 구부려진다.

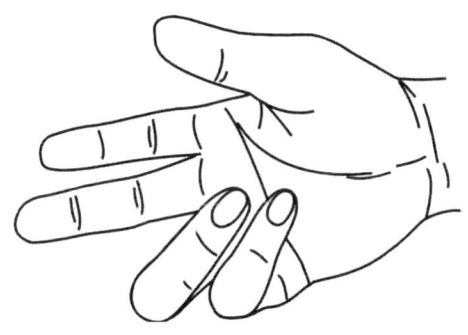

소지의 가동 실험

※ 소지가 광명수지침 원리에 따라 다리가 된다면 약지는 다리와 상관도가 높기 때문에 제2의 다리이다.

③ 제2의 팔과 다리에 해당된 중지와 약지의 가동실험

중지 즉 가운데 손가락과 약지 즉 넷째 손가락의 가동실험은 재미있다. 중지를 구부리려고 하면 상기 ①에서 보인 실험에 따라 검지가 덩달아 움직이려고 해야 되겠으나 의외로 약지가 따라 움직인다.

약지 또한 약지만을 구부려 보려고 하면 약지가 제2의 다리이고 소지가 다리이기 때문에 상기 ②처럼 소지가 덩달아 움직여줄 것 같지만, 소지가 아닌 중지가 따라 움직인다.

실험 결과는 중지와 약지가 서로 서로 상관도가 높게 영향을 주고있음을 나타낸다. 왜 이러한 현상이 나타날까?

이것은 광명수지침 이론이 엉터리이거나 아니면 어떤 특별한 의미가 있어 그렇게 되었음을 보여야 할 것이다.

이것이 바로 조물주가 만상을 서로 상관되도록 만들어 놓은 오묘한 섭리를 엿볼 수 있는 현상이다. 즉 손은 손끼리 독립되기보다는 손과 상하에 위치한 다리와 상호 관련을 맺어 온전히 존재하도록 한다는 생각에 이르면 인체의 신비에 경외감이 감돈다.

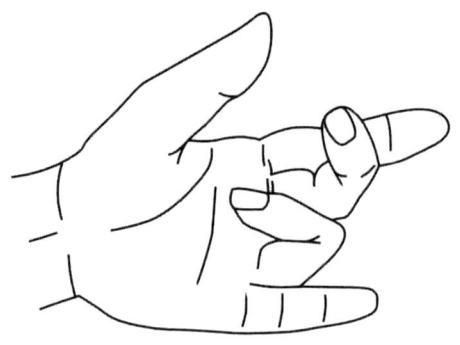

장지와 덩달아 움직이는 약지의 가동실험

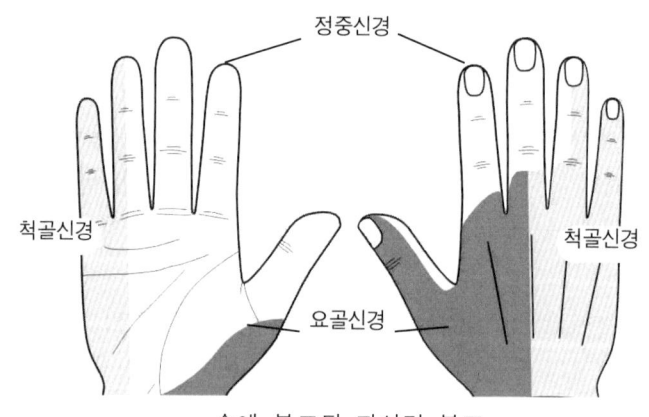

손에 분포된 피신경 분포

※ 제2의 팔이나 제2의 다리는 서로 상하로 팔·다리에 해당된다.
즉 손바닥의 피신경 분포에서 정중신경이 중지뿐만 아니라 약지에도 일부가 분포되어 있어서 중지와 약지는 덩달아 움직인다.

제2의 팔과 제2의 다리 상관관계는 팔의 병을 다리에서, 다리의 병을 팔에서 치료하는 '상하 상대성 침법'에 힌트가 된다.
　이와 같이 중지와 약지의 상관도는 엄지를 제외한 사지의 중심이 중지와 검지가 되기도 하므로 몸의 정중앙에 있는 이목구비 질환을 치료하는 '중초적 뇌'가 되는 근거가 된다.

④ 머리에 해당된 엄지의 가동실험

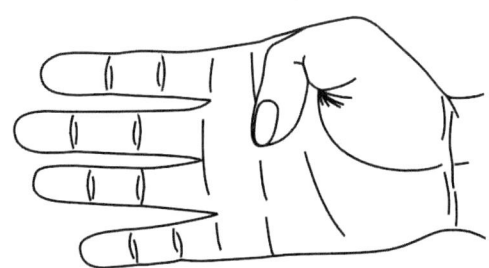

독자적으로 움직이는 엄지의 가동 실험

　엄지손가락의 가동을 실험하기 전에 먼저 위에서 말한 네 개의 손가락을 각각 움직여 보면서 엄지를 살펴보자.
　어느 손가락을 움식여 보아도 엄지는 따라 움직이지 않는다. 단지 네 손가락을 모두 함께 쥐었다 펴 보면 그제서야 엄지손가락은 손끝만 조금 구부려질 뿐이다.

　이제 엄지손가락을 구부려 보자!
　엄지손가락은 아무리 구부려 보아도 다른 손가락은 동조하지 않고 독자적으로 움직일 뿐이다. 따라서 엄지는 다른 손가락과는 전혀 다른 발생학적 의미를 갖고 있다. 즉, 다른 네 손가락이 광명수지침의 팔과 다리인 사지로 분화되어 상응되고 있는 데 반하여, 엄지는 머리로서 우두머리이고 뇌(腦)가 된다.

◆ 손가락 마디로 살펴본 엄지의 특성

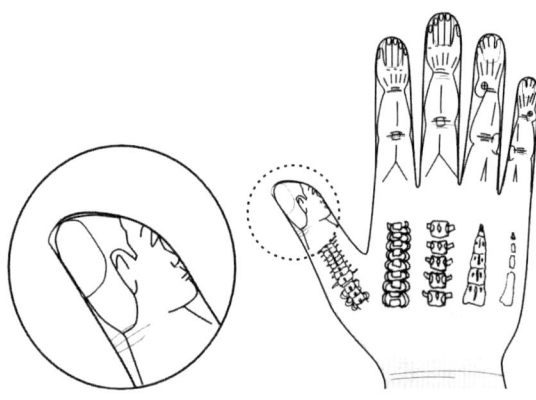

엄지를 제외한 다른 네 손가락들은 3개의 마디 즉 기절골, 중절골, 말절골로 되어 있어 3개 씩 큰 마디가 있는 팔·다리, 즉 사지와 잘 상응된다. 한편, 엄지손가락의 2 마디 즉 기절골 말절골은 머리와 목으로 상응되는 광명수지침 상응구조가 합리적이며 자연스럽다.

2. 광명 수지의학 관계성 요법

사회를 이루는 인간의 특성을 가리켜 '인간은 사회적 동물이다'라고 말한다. 왜냐하면 인간은 사회공동체를 형성하며 서로에게 의존하며 살아가고 있기 때문이다. 동물들은 배부르게 먹고 편안히 쉴 수 있으면 만족할 수 있을지 모르지만, 인간은 여러 형태의 관계 안에서 자신의 역할을 발견하고 거기에서 주변세계에 대한 창의적인 활동을 펼침으로써 자신의 정체성을 정립할 수 있다.

인간이 자신을 비롯한 주변과의 관계성에 문제가 생겨 소외(疏外)되면 생체 에너지의 흐름에 제약이 나타나 오장육부에 다양한 형태의 질병이 나타난다2).

이러한 인간 관계성을 광명정신요법에서는 다섯 손가락의 형성과 관련한 인간관계의 화합으로 유도하여 치유를 위한 대안을 마련하고 있다.

● 오지(五指)의 화합을 기초로 한 관계성요법

다섯 손가락은 서로 각각 따로 따로 있는 것 같지만 오지는 서로 긴밀한 관계를 가지고 있을 뿐 아니라 인간관계의 원칙을 나타내고 있다. 즉 가운데 손가락을 자신으로 가정하여 자신에 대한 주체인식과 이로부터 엄지 검지(2지)는 부모, 약지(4지) 소지(5지)는 처자 관계를 함축하고 있다.

---

* 동양의학적 입장은 인간의 심리와 장기의 관계를 구체적으로 연결시킨다. 즉 오행(五行)관계에서 오장(五臟 - 肝, 心, 脾, 肺, 腎)을 오정(五情 - 怒, 喜驚, 思憂, 悲, 恐)과 관련지어 장기(臟器) 질환을 구체적으로 정서와 관련시킨다. 예컨대 노여움(怒)이 깊어지면 간(肝)이 상하고, 너무 들뜨거나 자주 놀라면(喜驚) 심장(心臟) 질환이 나타나고, 근심(思憂)이 깊어져 의지(意志)가 꺾이면 위장(胃腸)과 췌장(膵臟)이 상하고, 슬픔(悲)이 깊어지면 폐(肺)가 상하고, 공포(恐)에 짓눌리면 신장(腎臟)이 상한다.

즉 오장(五臟)과 오지(五指)에 있어서 나를 중심으로 다섯 종류의 관계성(父係, 母係, 我, 妻係, 子係)을 다섯 개의 손가락(엄지, 검지, 중지, 약지 소지)에 대비해 본다. 즉 엄지는 가장 굵고 으뜸으로 아버지(父係), 검지는 엄지와 가까이 있는 어머니(母係), 가운데 위치한 중지(中指)는 중앙 토(土)로서 나(我), 약지는 나를 돕는 아내(妻係), 소지는 나와 아내의 관계에서 파생되는 자식(子係)과 관련시킨다.

다섯 손가락이 손목에서 하나의 뿌리로 귀결되듯이 원만한 인간관계로 화평을 이루면, 에너지가 순탄하게 잘 집중되고 확산되어 오장육부의 건강을 실현하는데 기여하게 된다.

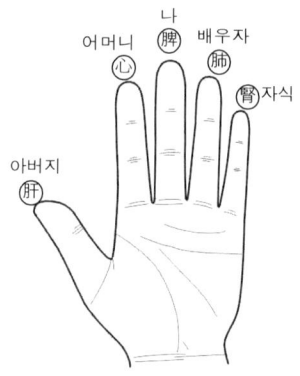

다섯 손가락의 오장 및 인간관계성 도표

오행(五行)에서 오지와 오장은 순차적으로 간심비폐신(肝, 心, 脾, 肺, 腎)이 각각 엄지, 검지, 중지, 약지, 소지손가락이 된다.

따라서 위에 말한 각 손가락의 인간관계 특징을 장기와 관련시켜 오장의 치료에 응용한다. 즉, 엄지손가락이 상징하는 간을 좋게 하려면 부계(父係)로 간주되는 직장의 상관이나 권위에 대한 경쟁적 불화(不和)를 해소한다.

검지가 상징하는 심장을 좋게 하려면 모성적 관계 즉 어머니, 할머니, 이모, 누나, 아주머니로 간주되는 모계(母係)를 존중한다.

중지(中指)는 중앙 토(土)로서 손의 중심에 위치한다. 중지가 상징하는 장기도 장기들 중에 가운데에 위치하며, 오행으로도 중앙 토(土)인 위비(胃脾)이다. 위비를 좋게 하려면 자아를 인정하되 아집에서 벗어난 자아 정체성(正體性)을 확립해야 한다.

약지는 중지 바로 옆에 있어 나를 돕는 아내(妻係 : 또는 남편)로서 부부의 관계를 의미하고, 폐(肺)를 상징한다. 폐를 좋게 하려면 부부간의 관계가 원만해 지도록 힘써야 한다. 폐 질환이 깊을 때에는 무절제한 성관계를 금하고, 애정을 돈독히 해야한다.

소지는 나와 처(또는 남편)의 공동 산출인 자식이며 신(腎)을 상징한다. 신장을 좋게 하려면 무의미한 성관계나 잦은 방사를 절제해야 하며, 음양조화의 원만한 부부관계성으로부터 대외적인 활동의지를 얻어 하루하루 선업(善業)을 쌓으며 적극적으로 살아간다.

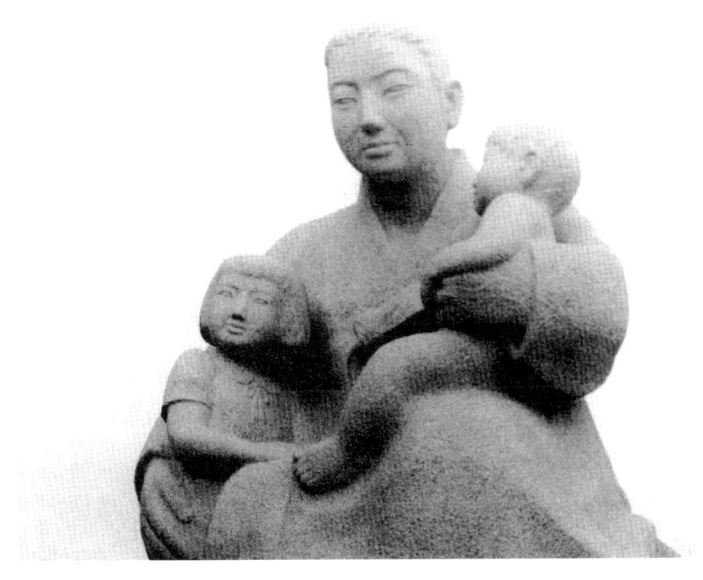

● 관계성 분류와 치료응용

오지의 관계성을 종적(縱的)으로 분석하면 엄지와 검지는 나를 낳으신 부·모이며, 중지와 약지는 나와 나의 배우자, 그리고 소지는 자손이 된다. 즉

엄지와 검지는 부계·모계적 음양조화로 자신의 근본에 대한 종적(縱的) 관계이다.

중지와 약지는 나와 처(妻, 또는 남편)로서 나를 중심으로 한 횡적(橫的) 음양관계이다.

소지는 나와 아내(남편)의 관계에서 생산되는 자식으로 산출적(産出的) 관계이다.

이러한 관계성이 다섯 손가락으로 상징되고, 이들이 손목에서 하나로 통합됨은 모든 존재들이 소외를 겪지 않고 자아를 온전히 펼치는 사회가 진정으로 화합된 세상의 이상을 반영하고 있다.

우리 사회는 여러 형태의 소외를 극복하고자 민주주의를 표방하고 있다. 그런데 민주사회를 표방하는 현대 사회가 전체적 온전성을 펼치는데 있어 오류를 범할 우려가 있기에 경계를 요한다.

민주주의 의사결정 원칙인 다수결의 원칙이 잘 못 받아들여지면 폭력적인 소외를 조장할 수 있다. 즉 '다수의 의견'이 아닌 '다수의 이익'에 따라 의견을 모아 결정하고 나면 소외될 수밖에 없는 소수가 나타나고 이로부터 전반적인 왜곡이 정당화되고 만다.

성서(루가 복음 15장)에 백 마리의 양을 가지고 있는 사람이 잃어버린 한 마리의 양을 찾기 위해 아흔 아홉 마리 양을 들판에 그대로 두고, 잃어버린 양을 찾아 헤매는 착한 목자 이야기가 나온다. 모든 생명들의 전체성에 입각한 온전한 관계성이란? 잃어버린 한 마리의 양을 찾아야 온전하게 됨을 유념해야 한다. 따라서 나로부터 연유되는 모든 관계를 원만히 하되 소외된 부분은 감싸주는 것이 나를 온전히 만드는 것이며 이웃과 더불어 온 세상을 밝게 하는 것이 된다.

그러기 위해 나를 온전히 다듬고 수행하며 정진하는 것이며, 나로부터 상위부모 하위처자 모든 관계 안에서 자신의 역할을 다해야 하는 것이다. 또 이러한 가족관계를 우리 주변 사회로, 더 나아가 지구전체로 펼쳐야 한다. 또한 지구촌의 일원으로서 모든 생명의 어머니인 지구의 마음을 읽고 이를 존중하여 모든 생명이 함께 온전해지는 지향으로 우리의 활동을 펼쳐야 모두가 건강하고 행복한 삶을 누릴 수 있다.

  (*유튜브 광명건강 오지와 오장 - 다섯손가락을 이용한 오장육부 균형건강법 영상 - 오래전의 영상이라 화질상태가 좀 낮음)

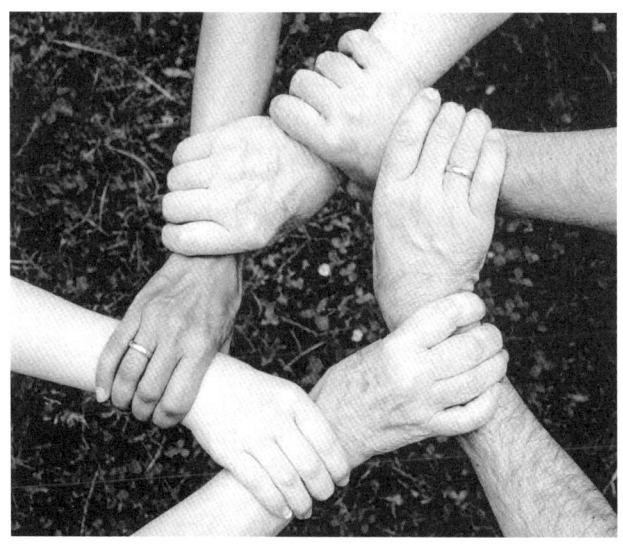

3. 손의 철학

"왜 사니?" 하고 묻자 "혹시나~ 하고 산다!" 라고 대답했다는 철부지 어린이의 유머가 있었다.

하루마다 바쁘게 살아가다 보니 우리는 왜 사는지 별로 깊게 생각해볼 겨를도 없이 이제껏 정신 없이 살아온 자신을 발견하게 된다. 또 나이가 들어 자녀들이나 손자 손녀들이 해마다 쑥쑥 성장해 가는 것을 보면서 자신이 늙어 가는 것을 새삼 느끼면서 "나는 왜 사는지?" 의문을 가져본다.

우리네 사람에게 생명이 주어져 이 세상에 태어났으면 뭔가 이루고 가야할 의미 있는 일이 있지 않을까 하는 의문에는 대체로 공감한다.

의미 있는 삶이란 도대체 무엇이기에 철학을 한다는 분들이 그렇게 머리를 싸매면서 생각을 거듭하고, 종교가들은 교(敎)를 표방하면서 이렇게 혹은 저렇게 살아야 한다고 역설하는 것일까?

집에서 기르는 개나 고양이, 닭이나 돼지, 소나 염소 오리들은 좋은 우리에서 잘 먹고, 잘 놀면 행복하게 산다고 말할 수 있을지 모른다. 그러나 우리 인간은 그것만으로는 만족스런 인생을 살아가고 있다고 말하지 않는다.

이는 사람의 생명 속에 조물주 속성인 '창조하는 영(靈)'이 깃들어 있기 때문이다. 그래서 인간의 행복 조건에는 주변 환경이나 물질적 요인 외에 '의미 있는 삶', '자아실현', '봉사하는 삶' 이라는 말들이 덧붙여지곤 한다.

행복을 위한 손의 역할

처음 던졌던 질문에 대한 답으로 사람이 행복하게 사는 것은 의외로 간단하다.

우리가 좋은 것을 생각하면 마음이 즐거워지고, 즐거운 일을 행하면 기뻐지며, 그 기쁨은 실천을 통해 다른 이에게 전달되어 보다 큰 기쁨이 되어 자신에게 되돌아온다.

여기서 행복은 좋은 생각에 터전을 두고, 즐거운 일은 바른 생각으로부터 우러나오는 바른 일에 뿌리를 두게 된다. 왜냐하면 인간의 '좋다'라는 단순한 감정은 '바르다'라는 인간 공통규범에 부합되어야 비로소 온전해지기 때문이다.

그러므로 인간의 행복은 바르게 생각하고, 행동하는 것에 있는 것이다. 다시 말해서 실천적인 행위가 있어야 행복해 질 수 있다.

그런데 바르게 생각하기란 그리 쉬운 일이 아니다.

만약 생활습관이 바르지 못하면 바르게 생각하거나 바르게 행동하는 것이 부자유스러운 일이 된다. 바르게 생각하기 위해서는 하루 하루의 삶이 바르게 되도록 바른 행동을 반복하여 무의식중에도 바르게 되는 힘을 길러 주어야 한다.

우리가 바른 일을 실천하고자 한다면 우리는 몸의 지체를 사용하게 되며 그중 손과 발을 움직여 실천하는 것이 대부분이다. 특히 손을 가장 많이 사용하게 된다.

그렇다면 우리의 이 손을 어떻게 사용해야 바르게 행동하는 것이 되어 행복해질 수 있을까? 옳은 일에는 손을 펼쳐 행하고, 그릇된 일에는 손을 삼가하며, 하루마다 손으로 근면하게 일하여 보람을 쌓는 것이 바로 행복의 비결이다.

사람이 일생을 마감하는 최후의 순간에 다다르면 자신의 손을 자꾸만 쳐다보게 된다고 한다. 천장을 멍하게 보다가 시선을 떨구어 자신의 손을 바라보는 임종 앞에 선 인간, 그는 무슨 생각을 하고 있는 것일까? "내가 일생 동안 이 손으로 무슨 일을 하였는가?" 하는 일생의 총결산의 의미인지, 또는 "이 손으로 다하지 못한 일들이 많았구나!"하는 아쉬움의 표현인지.

행복을 추구하는 우리의 손은 올바른 일을 행하는 손이 되어야 하겠다. 이러한 실천적 행동을 주관하는 손을 잘 써야 건강하고 행복하게 살 수 있다.
　성경의 '항상 일하고 계시는 조물주 하느님의 손'이 주는 이미지는 우주만물을 창조하신 조물주의 창조사업이 지금도 계속 진행됨을 의미하는 현재성을 나타낸다.
　우리의 손도 조물주의 창조사업을 돕는 일에 동참하여, 올바른 일을 행함으로써 보람되고 행복해지며, 성장하여 온전하신 분을 닮아 완성에 이르러야 한다.

영적인 건강

　그런데 우리의 손이 하고 있는 일 중에 신중을 기해야 하는 부분이 있다. 인간의 근본이자 우리의 삶의 터전인 지구와의 관계에 있어서 경외심어린 인간의 행동이다.
　오늘날 심각한 환경위기 상황에 놓인 지구를 바라보면 생명의 어머니이며, 하느님의 몸이라 할 수 있는 지구가 철없는 망나니를 자식으로 두어 고통에 시달리는 듯하다.
　그리스도교적 입장으로 표현하면 예수의 못 박힘에 대한 성서의 설명처럼 지구의 훼손은 인간의 손으로 하느님을 고통받게 함과 같다.
　인간이 건강하고 행복해지는 방법을 언급하면서 지구의 건강을 소외시킨다면 결과적으로 우리 자신의 터전을 소외시키는 결과가 된다. 이러한 자신의 터전에 대한 소외는 환경적 위기로부터 눈에 드러나는 비건강적 요인뿐만 아니라 인간의 영적 정신적 심리상태에서 더욱 참혹한 상태로 나타난다.
　왜냐하면 우리를 낳아준 땅은 우리의 몸과 영에 직결되어 있으며, 땅의 소외는 결국 우리의 근본에 대한 배반(背反)이 되어 우리의 영적 뿌리마저 흔들리게 하기 때문이다.

인간은 영이 맑고 거룩해야 영육(靈肉) 모두 참되게 건강해 질수 있다. 이에 인간은 자신의 모든 지식과 사랑을 온전히 자유로운 선택으로 무한한 지평 그 뒤에 계시는 분과 영적 교감을 증진시키는 일을 가장 중요한 가르침으로 삼아 정진해야 된다.

이러한 신에 대한 추구를 초월적 시도이라 하겠는데 신에 대한 초월적 접촉은 만상 안에서 신의 손길을 느끼게 한다. 즉 그분의 현존을 온 우주의 모든 입자 안에, 그리고 우리 육체의 모든 세포 안에 스며 있음을 느끼게 한다. 그리고 신께서 우리 각자를 자신보다도 더 가까이 우리 안에 거(居)하고 계심을 깨닫게 한다.

이러한 영성이 우리의 정신과 몸에 스며 우리의 손을 평화의 길로 인도하여 영원한 행복에 이르게 된다.

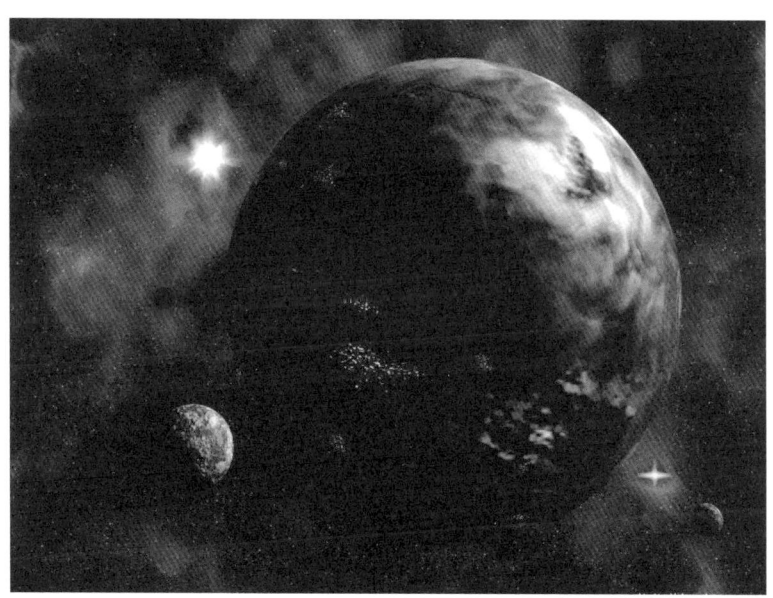

4. 광명 손 호흡 뇌 건강법

흔히 '**손은 제2의 뇌**'라고 한다.

대뇌에는 신체기관을 관장하는 부분이 일정하게 정해져 있다. 인체 각 부위의 기능을 관장하는 부분은 마치 뇌 위에 펼쳐 놓은 지도처럼 되어 있는데 손을 담당하는 영역은 뇌의 핵심부분인 운동중추 면적의 1/3에 해당된다.

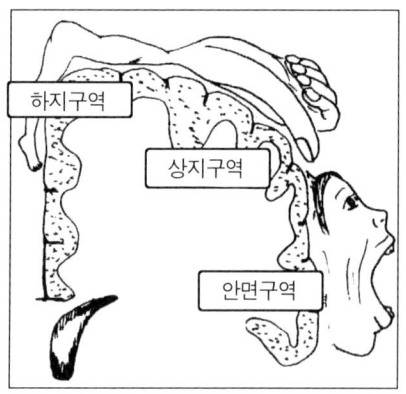

대뇌반구 운동지각영역 분포도

따라서 운동중추 중 손을 지배하는 영역이 외상이나 뇌졸중 등으로 손상되면 손을 움직이는데 장애가 나타난다.

반대로 뇌에서 손을 지배하는 영역이 잘 발달된 사람은 손놀림이 민첩하고 정교해서 창조력이 요구된 수작업이나 훌륭한 예술품을 만들어 낸다.

정교한 손놀림을 반복하면 이 운동중추가 잘 발달된다. 어린 시절의 손놀림 동작에는 곤지곤지, 잼잼, 짝자쿵 등이 있고, 좀 큰 다음에는 친구들과 실뜨게질, 손잡고 엄지 누르기, 공기 줍기 놀이를 하며 놀았으며, 손잡아 피 몰았다 풀기, 연필깍기, 젓가락으로 음식 집기 등은 우리의 성장과정에서 뇌 발달에 크게 기여한 것으로 살펴진다.

(1) 손을 이용한 뇌 훈련

■ 시그마(∞)그리기

머리가 무겁고 눈도 많이 피로할 때 시그마∞를 그려보자!

시그마 그리기는 팔과 어깨 근육의 긴장이 풀어주고 눈동자의 움직임이 자연스럽게 운동되어 눈의 피로가 잘 풀린다.

이 동작은 좌뇌와 우뇌의 기능을 통합시키는 기능이 있어 사고력을 증대시키며 기억력과 집중력을 개선시킨다.

A. 오른손 시그마 그리기

① 오른손 엄지손가락을 위로 세우고 팔을 쭉 뻗고,

② 시선을 엄지손가락 손끝에 고정하고 천천히 시그마를 그리기 시작한다.

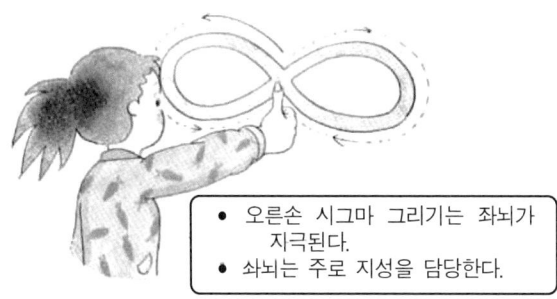

- 오른손 시그마 그리기는 좌뇌가 자극된다.
- 좌뇌는 주로 지성을 담당한다.

③ 처음에는 왼쪽 위로 그리기 시작하여 곡선을 그리며 내려와 오른쪽으로 가로질러 상승한 뒤, 다시 곡선을 그리며 내려와 왼쪽으로 가로질러 올라간다(1회 완성).

④ 5회를 한 주기로 하며, 다시 1회, 2회- - 5회씩 해 나간다. 좌뇌가 깨어남을 의념한다.

B. 왼손으로 시그마 그리기

① 왼손 엄지손가락을 위로 세우고 팔을 쭉 뻗고,

② 시선을 엄지손가락 손끝에 고정하고 천천히 시그마를 그리기 시작한다.

③ 처음에는 오른쪽 위로 그리기 시작하여 곡선을 그리며 내려와 왼쪽으로 가로질러 상승한 뒤 다시 곡선을 그리며 내려와 오른쪽으로 가로질러 올라간다(1회 완성).

④ 5회를 한 주기로 하여, 다시 1회, 2회- - 5회씩 해 나간다. 우뇌가 깨어남을 의념한다(우뇌는 주로 감성을 담당한다).

> ※ 호흡과 동조 : 손을 천천히 움직이며 올라갈 때는 흡식하고, 내려갈 때는 호식으로 해 보라!
> ※ 시그마 손 돌리기를 하는 동안 좌-우 뇌가 서로 연결되는 통합성이 증진되고 눈의 피로가 풀려 환해짐을 의념한다.
> ※ 좌우뇌의 기능적 구분을 말할 때 좌뇌는 지성(知性), 우뇌는 감성(感性), 영성(靈性)은 간뇌(間腦)로 말하는 경향이 있다.

(2) 왼손-오른손 따로 따로 움직이기

몸의 동작을 살펴보면, 우리는 평소 늘 쓰는 부분만 혹사시키는 경향이 있다. 이러한 편향된 운동 습관은 특정부분의 피로를 가중시키고, 뇌 기능도 한쪽으로 치우쳐 불균형이 나타나 몸이 굼뜨고 신진대사가 저조해져 심신의 피로를 누적시킨다.

반대로, 자주 사용하지 않는 부분을 의식적으로 노력하여 사용해주면 근육의 잠재력을 증대시킬 수 있을 뿐만 아니라 뇌의 위축된 부분의 기능도 덩달아 개선시킨다.

특히 왼쪽과 오른쪽을 서로 다르게 움직이거나 번갈아 가며 골고루 움직여 주는 동작을 반복해 주면 좌뇌와 우뇌가 골고루 발달되어 뇌 기능을 개선시키는데 큰 도움이 된다.

우리나라 국악놀이 중에 어깨춤이 절로 나게 하는 것이 바로 장구 소리다. 국악 사물놀이(꽹과리, 징, 북 장구) 중 꽹과리나 징은 몸을 전후로 흔들며 흥이 나게 하지만, 장구는 좌우로 기우뚱거리고 덩실덩실 춤추며 흥이 나게 한다.

장구는 좌우측 손이 서로 다른 동작을 연출하기 때문에 좌우뇌를 동시에 자극하여 흥을 더욱 돋우게 된다.

장구의 '삼채'라는 기본장단을 보면 "궁기닥~쿵, 궁기닥~쿵, 궁기닥 궁기닥 궁기닥~쿵, 덩더궁 궁기닥~쿵" 인데 궁이나 쿵은 오른 손으로 치고, 기닥은 북채를 쥔 왼손으로 치며, 덩에서는 좌우측을 함께 친다.

이러한 장구 소리는 치는 사람도 구경꾼들도 모두를 한 마음이 되어 교묘하게 흥을 돋구어 어깨춤이 절로 나게 한다.

이러한 장구의 모양도 흥미롭다.

장구는 좌우가 하나의 통을 파내어 만드는데 구멍으로 연결된 몸통 외측에 가죽을 대서 만든 악기이다. 바로 좌우측 손을 달리하여 장구치는 동작은 마치 대뇌의 좌우 반구를 잇는 뇌량(腦梁)이 연상되기도 한다.

A. 양손 엇동작하기(일명 : 배장구치기)

실제로 장구를 친다면 좋겠으나 일반 대중들은 자신의 복부를 장구 삼아 좌우 양손을 엇동작으로 장구 쳐보자!
① 양손을 펴 배에 댄 채, 한 손은 두드리고, 한 손은 상하로 쓸어 준다.
② 숫자를 세어가며 하낫, 두울, 세엣--- 10회 20회씩 반복한 후 양손의 동작을 바꿔준다.
③ 양손 바꾸기를 5회 10회 거듭한다.

B. 양손 엇동작하기(일명 : 태극 손호흡 엇동작)

손을 펴 엄지를 신전시켜보면 광명수지침법의 손바닥 상초구, 머리와 팔에 해당된 엄지 검지가 신전된다.

소지를 신전시켜보면 광명수지침법의 손바닥 하초구, 다리와 제2의 다리에 해당된 소지 약지가 신전된다.

중지를 신전시켜보면 광명수지침법의 손바닥 중초구, 재2의 팔과 다리에 해당된 중지 약지 손가락이 신전된다.

태극 손 호흡법에서는 손을 펴 엄지를 쫓아 회전시키는 동작을 상초 호흡, 소지를 쫓아 회전시키는 것을 하초 호흡이라 한다.

그런데 이러한 태극운동의 방향을 서로 엇갈려 실시해 주면 좌우 뇌에 통합적인 자극이 가해진다. 즉 엄지측과 소지측을 서로 엇갈리게 좌우측 손을 동시에 실시해주는 것이 태극 손호흡 엇동작이다.

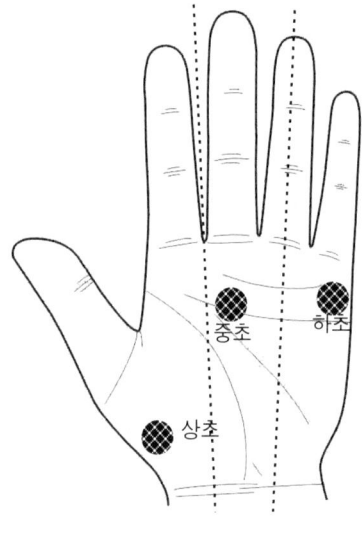

손가락의 삼초구분

준비동작 : 손 호흡을 실시하기 전, 또는 한 동작이 끝난 뒤 기본동작은 양손의 손바닥이 하늘을 향하게 하여 가슴 앞에 둔다.

① 왼(오른)손은 엄지를 따라 밖으로 펼쳐 회전시키고, 동시에 오른(왼)손은 소지를 따라 안으로 돌려준다(태극운동).

② 태극운동이 1회 완료되면 다시 준비동작 지점에 이른다.

같은 동작을 5회 반복한 후, 손을 바꾸어 반대로 실시한다.

(3) 『광명 손 호흡』 따라하기

손바닥을 위로 향하게 하여 숨을 들이마시면서(吸息) 양 손 바닥을 쫙 펴 최대로 신전시킨다.

흡식에 이어 잠시 호흡을 멈춰주는 정식(停息)을 유지하면서 호흡의 기운을 아랫배와 꼬리뼈 끝단으로 이동시켜 뇌 척수액의 순환을 원활해지도록 한다.

온 몸과 마음을 새로워짐을 의념 한다. 특히 뇌가 충만해 진다. 다시 숨을 천천히 내 쉬는 호식(呼息)에서 몸과 마음의 긴장을 이완시킨다.

호식은 흡식에 의해 축적된 기운이 허손되지 않고 노폐물질만 배출되도록 폈던 손바닥을 살며시 이완시키며 행한다.

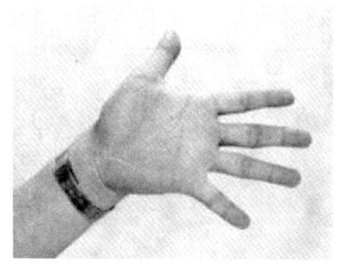 

손 호흡법

『광명 손 호흡법』은 엄지, 중지, 소지 3손가락을 중심으로 호흡과 함께 손을 펼쳐주는 「삼초 호흡법」을 먼저 실시하고, 이어서 「오지(五指) 호흡법」을 실시한다.

그후 오지와 삼초의 관련을 계통별로 신전시켜 주는 「응용 삼초 호흡」을 실시한다.

• 「삼초 호흡법」 : 엄지, 소지, 중지를 차례로 숨을 들이마시면서 펼쳤다가 내 쉬면서 이완시킨다.

• 「오지(五指) 호흡법」 : 엄지에서부터, 검지, 중지, 약지, 소지를 차례로 호흡과 함께 펼쳤다가 이완시킨다.

- 「응용 삼초 호흡법」: 엄지와 검지를 동시에 호흡과 함께 펼쳤다가 이완시킨다. 이어서 소지와 약지를 동시에 펼쳤다가 이완시키고, 중지와 검지를 동시에 펼쳤다가 이완시킨다.

이러한 손 호흡법을 수지침치료 및 따주기 요법 전에 해주게 되면 각 손가락들의 치료 자극에 대한 반응성이 계통별로 재 정렬되어 치료효과를 증대시키고, 뇌를 정돈시켜 정신을 안정시켜 주는 효과를 거둘 수 있다.

이와 같은 호흡법은 숨을 들이마시면서 손을 쫙 펴 순환압력이 높은 동맥이 쭉 뻗어나가게 하고, 숨을 내 쉬면서 폈던 손을 다시 이완시켜 정맥 순환을 유도한다.

흡식과 호식 사이에 정식(停息)이 있는데 이때는 기를 모으고, 마음을 안정시키는 정심(淨心)의 효과를 얻고 다음 동작을 준비하게 된다.

※ 광명 손 호흡 동작은 합장으로 5호흡 이상 행한 뒤 실시하는 것이 좋으며, 손 호흡을 마친 후에도 합장으로 5호흡 이상하여 마무리한다.

※ 합장을 잠깐 해주면 뇌의 통합성이 증대되고, 손 호흡법에 대한 반응도를 대단히 증대시킨다. 또 왼손 - 오른손의 엇동작은 좌우뇌의 균형감과 소통속도를 증대시킨다.

※ 이러한 손을 이용한 뇌 활성화 훈련은 좌우뇌의 연결성이 증진되어 뇌 기능이 활성화되고 뇌에 이완과 휴식을 반복해 줌으로써 유연한 사고력과 추진력을 제공한다.

(4) 합장 호흡법

두 손을 모아 합장 해주면 신체의 좌우측 기혈 상태가 조화를 이룬다. 광명수지침법의 무의식적 뇌와 중초적 뇌에 해당되는 엄지와 중지 약지 손가락을 밀착시키는 것이 중요하다.

합장한 손의 위치는 가슴 바로 앞이나 이마 앞에 둔다.

합장호흡은 두개골(8개-5종류 : 전두골, 후두골, 두정골 2개, 측두골 2개, 접형골 2개)과 엉덩이의 선골(5개)이 호흡과 함께 뇌척수액을 안정적으로 순환시켜주는 의념을 갖는다.

또한 합장은 인체구조의 정중선으로부터 좌우균형을 유지하는 좌우측 어깨, 좌우측 엉덩이와 무릎의 기혈 상태를 고르게 유지되도록 하여 정신을 통일시키고, 산 알카리 등 체액의 균형을 유지한다.

합장은 간절한 마음과 공경을 표현한다

두 손을 마주대는 합장은 원래 고대 인도 사람들의 인사법의 하나로, 이것과 저것이 하나이고 몸과 마음, 너와 나, 선과 악, 중생과 부처 등 모든 것이 하나로 돌아간다는 뜻이 담겨있다.

합장한다는 것은 두 손을 하나로 합침으로써 하나로 모아진 간절한 마음을 표시하거나 상대방을 지극히 공경한다는 마음의 표시이기도 하다.

합장은 불교신도들의 공통된 인사법이지만 기독교에서도 기도할 때 두손을 모아 합장한다.

※ 오장육부를 편하게 하는 합장은 광명수지침법의 배꼽에 해당되는 노궁(제대권)에 집중하여 잘 밀착시킨다.

(5) 손끝 두드리기와 손끝 호흡법

손끝은 혈액 순환을 촉진시키는 좋은 관문이며, 뇌에 상응된다.

동맥과 정맥이 직접 연결된 문합(吻合) 구조로 되어 있는 손끝은 혈액순환에 특별히 긴밀한 구조로 되어 있다. 그러므로 손 끝마디를 잘 주물러 주면 신체의 말초 부분에서 혈액순환을 촉진시키는 펌프와 같은 역할을 하게 된다.

수지침법의 상응원리나 전식(全息) 요법에 의하면 손끝은 뇌에 해당된다. 또한 각 손가락은 각각 오장의 간, 심, 비, 폐, 신에 해당된다. 이러한 까닭에 손끝을 일깨우면 뇌 기능이 활발해진다.

A. 손끝 두드리기

① 좌우 손가락을 쫙~벌려 엄지부터 소지까지 서로 맞닿게 하여 동시에 마주 두드린다.

손가락 끝이 조금 아프게 느껴지고, '톡톡' 소리가 날 정도로 강하게 두드린다.

양 손바닥 사이에는 둥그런 아치를 그려 탄력적으로 손끝이 부딪치도록 한다.

② 이제 장단에 맞춰 두드려 준다.

국악의 삼채나 이채, 오방진, 풍류~

또는 월드컵의 대~한민국 등. 두드리는 속도를 빠르게도 하고 느리게도 하고 또 여러 가지 리듬을 만들면서 해보면 두뇌 발달에 더욱 좋다.

※ 손끝의 저릿저릿한 기운이 온몸으로 퍼지게 한 후 광명 손 호흡법을 실시한다. (*광명 손 호흡법은 별도로 다룰 예정)

B. 손끝 접촉 수련

양손의 손끝을 가볍게 접촉하여 호흡과 함께 심신을 이완시키면 점차로 접촉감각이 없어진다. 이를 '피부접촉감각탈락'이라 한다. 조금 더 시간이 지나면 손의 위치감이 없어진다. 이를 '심신감각탈락'이라 한다.

이러한 상태에서 손끝이 서로 떨어져 멀어지기를 의념하며 기다린다. 중요한 것은 좌우 같은 손가락이 서로 발진되어 +- 방전이 나타나는 기감(氣感)을 지속시키는 것이다.

기감이 사라지면 다시 양손을 접근하는 의념으로 기감을 회복한다. 이러한 손끝 접촉 훈련은 손끝으로부터 발진되는 기의 출력을 증대시킨다.

(6) 손뼉치기와 뇌 건강

어렸을 때 즐겨 했던 『짝짜궁』이라는 손뼉치기 놀이는 팔과 어깨운동뿐만 아니라, 전신의 혈액순환을 촉진시켜 어린이의 성장을 돕는 좋은 놀이이다.

『광명 수지의학』에서는 명쾌하게 들리는 손뼉치는 소리를 어두운 마음을 없애고, 결단을 내리게 하는 소리로 장려한다.

손뼉을 치는 효과는 먼저 손에 분포된 혈관 내의 찌꺼기들이 부서져 정맥을 통하여 잘 흘러 내려가도록 밀어내며, 반면에 새로운 혈액이 동맥 혈관을 따라 잘 순환되어 전신과 뇌의 신진대사를 촉진한다.

이러한 손뼉치기가 몸과 마음 건강에 끼치는 좋은 영향의 예는 많다.

① 기도원에서의 치유의 사례

불치병에 걸린 사람이 기도원에서 완치된 경우를 종종 본다. 기도의 힘과 신의 은총을 간과하는 것은 아니지만 기도원에서 많은 시간을 회개하고, 손뼉을 치며 찬송하는 것은 치유를 위하여 좋은 여건을 제공하는 경우라고 하겠다.

② 스페인의 전통 음악 '훌라맹고'

스페인 전통음악 '훌라맹고'는 그들의 정열적인 기질을 잘 나타낸다.

빠른 리듬에 맞추어 손뼉을 치며 온몸을 뒤틀며 추는 훌라맹고 춤은 그들이 낙천적이고도 정열적인 기질을 갖게 하였음과 관련이 깊다고 생각된다.

③ 각종 행사에서 치는 박수

각종 의식 행사에서는 박수를 침으로써 대중은 일체감을 느끼고 장내의 분위기는 한층 고양된다.

뇌 호흡과 광명 손 호흡

요즈음 뇌 호흡이라는 용어가 세상에 새로 나와 많은 관심을 끌고 있다. 뇌 호흡은 일차적으로 두개골과 선골을 잇는 뇌 척수액의 순환을 중시해야 할 것이며, 손을 비롯한 뇌와 관련된 신체부위에 대한 운동훈련과 자각훈련이 뇌를 깨어나게 하는데 중요 요소로 강조될 수 있겠다.

한편 광명의학의 손 호흡은 호흡과 손의 움직임을 통해 뇌에 대한 자극과 각성이라는 측면에서는 뇌 호흡을 지원하고 있다.

그러나 손을 움직이는 것이 바로 삶의 실천적인 부분이고 활동일 뿐만 아니라 손 운동은 자아 실현의 한 방편이라는 점에서 철학적 의미를 포함한다.

광명 호흡법은 손을 움직이는 동작 줄기를 경락 줄기로 이해하고 이를 계통적 경락 발생체계의 힌트로 삼고 있다. 특히 광명의학 태극 호흡법에서는 손의 동작을 통해 경락의 원리와 장기의 형상까지도 유추하고자 한다. 예컨대 손을 아래로 내리는 동작은 사람이 하늘의 기운을 받아들이는 모습으로, 폐의 경맥이 열리는 모습과 관련되므로 그러한 동작은 폐가 좌우로 늘어진 형상과 관련됨을 유의하고 있다.

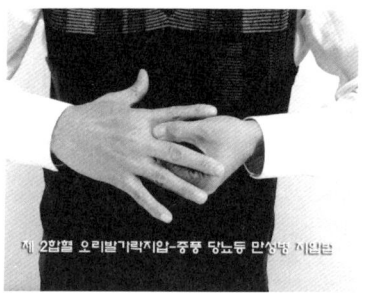

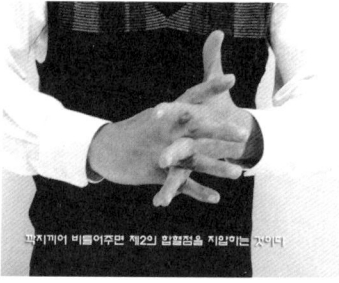

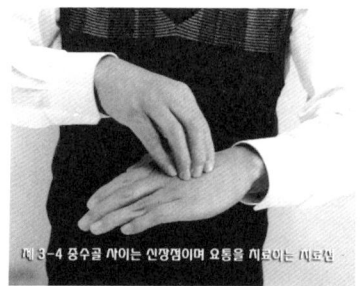

손뼉치기 건강법

제4장
정신적 치유의 길

- 봄
- 여름
- 가을
- 겨울

아무것도 아니라고

— 글로리나 푸에르테스 —

새들은 내 두 팔에 둥지를 튼다.
내 어깨에, 내 무릎 위에, 내 젖가슴 사이에
메추라기가 있다.
그들은 나를 나무라고 생각하는 것이 틀림없다.
백조들은 나를 연못이라 생각한다.
그들은 내게로 날아 내려와 내 이야기를 들으며 물을 마신다.

잉페는 걸어서 내 위를 지나가고
참새들은 내 손가락에 앉아서 먹이를 먹는다.
개미들은 나를 땅이라고 생각한다.
오직 사람들만이
나를 아무것도 아니라고 생각한다.

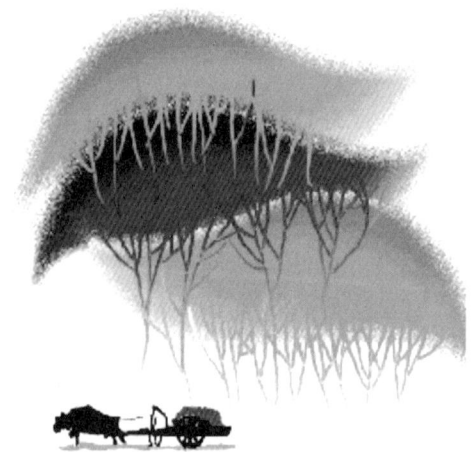

지구는 생명의 어머니, 태양은 생명의 아버지, 모든 생명은 그 자녀!

— sun seed —

정신적 치유의 길 (KM-Spirit therapy)

 필자는 자연건강 민속요법과 자연환경 생태신학을 공부하고, 광명의학과 참선(參禪)을 지도하였다. 30여년 이 분야에서 연구해 오면서 인간 건강은 영적, 정신적 상태와 직접적으로 관련됨을 체험하여 이를 알리고자 이 글을 마련하였다.

 '정신적 치유의 길'이라는 이 글들은 『광명 소식』지(誌)에 실었던 내용들 중 투병을 도울 수 있는 글을 모아, 춘하추동 사계의 순환과 관련해 인간을 자연과 동화시키는 정신요법으로 재구성한 것이다.
 실로 인간은 우주의 흐름 속에서 생로병사의 순환에 순응하며 살게 된다. 그런데 인간은 자신과 가족, 그리고 자신이 속한 사회 안에서 자신의 도리를 다해야 비로소 삶의 의미를 발견하게 되면서 건강하고 보람된 삶을 살아갈 수 있게 된다.
 이러한 삶은 안으로 자아완성을 이루게 하고, 밖으로 선업(善業)을 쌓아 영원히 소멸되지 않는 진리에 머무르게 된다.

 질병을 간단히 치료할 수만 있다면 더없이 좋은 일이겠지만, 질병이 쉽게 낫지 않을 때에는 자세히 살펴보아야 한다.
 질병으로 표현된 그 고통들이 과연 무엇을 말하고 있나?
 그 해답을 찾아 헤매는 것이 투병의 과정이자 우리의 생활이며 삶의 한 부분임이 분명하다.
 질병이 주는 정신적, 영적 의미를 잘 접수하여 참되게 응답함으로써 온전해질 수 있다. 때문에 질병현상이 바로 치유 과정이 되기도 한다.
 그러므로 질병과 자신을 대립된 상대(相對)로 보기보다는 **'현재의 나를 온전하게 하기 위해 과거의 나로부터 연유된 또 다른 나'**로 살펴 참되게 대면하기를 권유한다.

봄

봄맞이 건강법

겨울동안 죽은 줄 알았던 가로수 줄기마다 새싹이 움트기 시작한다. 봄을 맞아 긴 투병생활로 지쳐 허약해진 몸을 이끌고, 공원이며 동네 약수터를 산보하는 이들의 표정에도 봄은 오고 있다.

봄의 3개월을 발진(發陳)이라 한다.

이는 겨우내 숨어 있던 모든 것이 싹을 틔우고 활동하기 시작하는 시기로서 양기(陽氣)가 많아지는 시기이기 때문에 붙여진 이름이다.

우리 몸도 양기가 많아지는 시기이므로 해가 짐과 동시에 일찍 자고, 해가 뜸과 동시에 빨리 일어나야 건강에 좋다.

봄철은 심신이 무럭무럭 자라나는 활동적인 계절이므로, 활동을 많이 하여 양기를 적절히 발산시켜 주는 것이 봄철에 알맞는 건강법이다.

동양의학은 질병과 기후 변화를 불가분의 관계로 보고 있기 때문에 치료 및 양생은 그 계절의 육기(六氣)3) 변화에 근거를 두고 치료해야 한다. 『황제내경』 사기조신대론(四氣調神大論)에 사계(四季)에 심신(心身)을 조화시키는 방법이 잘 서술되어 있다.

"봄철에 봄기운과는 반대로 침울한 상태에 있으면 병이 생긴다. 나무의 발아기(發芽期)가 되면서 신경통이나 피부병이 생기는 사람이나 몸이 나른하고 흥분되어 잠이 잘 안 오는 사람은 적당하게 운동하여 양기를 발동(發動)시켜 주면 자연히 치료되어 버린다."

이와 같이 계절변화에 따라 정신과 신체를 잘 조절하면 인체의 기능이 외부환경의 변화에 잘 적응하여 건강을 유지할 수 있다.

우리 사회 구석구석이 봄기운을 받아 소외된 부분은 따뜻해지고, 움츠린 부분도 이제 기지개를 켜 제 기능을 다시 시작하기를 바란다.

---

3) 육기(六氣) : 일년 사계(一年四季)의 기후 변화 요인, 즉 풍한서습조화(風, 寒, 署, 濕, 燥, 火)의 원천적인 힘.

그리고 사회 각계 각층의 권위주의적 경직성도 봄의 훈풍에 야들야들하게 유연해져야 하겠다.

봄을 맞이하여 버들가지들도 푸르름을 감추지 못하고 연푸른 새싹을 드러내며 팔을 길게 늘어뜨리어 있고, 개나리 진달래 꽃 봉우리는 이내 환한 웃음을 터트린다.

올해 맞는 봄에는 이 봄날과 함께 약동하는 건강을 온 몸에 피워낼 수 있기를 기대한다.

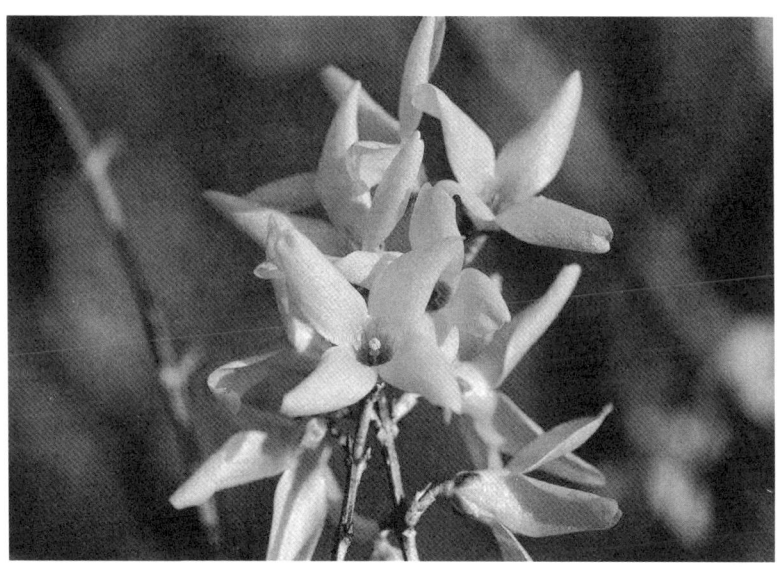

환경요법(Ecotherapy : 봄 산을 오르며)

아침 일찍 일어나 봄기운이 충만한 산을 오르며 세파에 시달린 몸과 마음을 헹구어 낸다.

등산로 입구를 지나 산등성이를 오르자 진달래가 활짝 피어 분홍빛 파도를 이루고, 군데군데 줄지어 서 있는 노란 개나리꽃은 긴 줄기를 늘어뜨려 산길을 안내한다.

정상을 향해 산길을 따라 오르다 보니 도시의 소음은 점점 아득해진다. 나는 벌써 산사람이 되어 나무들의 다정한 이야기도 듣고, 이름 모를 작은 꽃들의 생기 찬 생명의 외침도 느껴 본다.

계곡을 흐르는 맑은 물소리에 혼탁해진 머리를 씻어 내고, 골짜기가 굽어진 안쪽에 놓인 바위 위에 앉아 호흡을 가다듬어 보니 온몸이 새롭다.

자, 정상을 향해 다시 등산 해보자!
멀리 보이는 산등성이는 부드러운 곡선을 그리는 전형적인 한국의 산이로구나. 이런 모양의 산은 오행의 토(土) 기운을 발산하기 때문에 마음을 안정시키고, 심신을 편하게 해주지!

산에 오를 때는 산등성이나 산중턱으로 나 있는 오솔길을 따라 걷는 것이 좋다. 골짜기를 따라 걸으면 음기(陰氣)가 많아 마음이 어두워지고 몸에도 도움이 되지 못한다.

그래서 골짜기를 따라 걷게 되면 골골하다가 골로 가게 된다는 말이 있다. 반면에, 산등성이만을 따라 등산하게 되면 양기(陽氣)를 너무 많이 받아 마음은 고양되어 상쾌해지나, 시간이 지남에 따라 몸과 마음이 들떠 피곤해지기 쉽다.

산을 오를 때는 주로 산중턱으로 나 있는 길을 따라 걸어 준다. 그리고 골짜기를 지날 때는 음기를 받아 몸과 마음을 진정시키고, 정상에 올라서는 양기를 받아 몸과 마음을 고양시킨다.

아침 등산은 정상을 향하여 오른 후 상서(祥瑞)로운 곳을 찾아 손목, 발목부터 잘 풀어 기초 운동을 하고, 한적한 곳에 앉아 호흡을 가다듬는다. 그리고 떠오르는 태양을 가슴에 가득 받으며 하산한다.
  아름다운 봄날의 아침을 늦잠으로 보낸다면 봄이 아깝다. 봄철은 자연의 생기(生氣)가 많으므로 아침 일찍 일어나 활동을 많이 하는 것이 바람직한 생활 건강법이다.

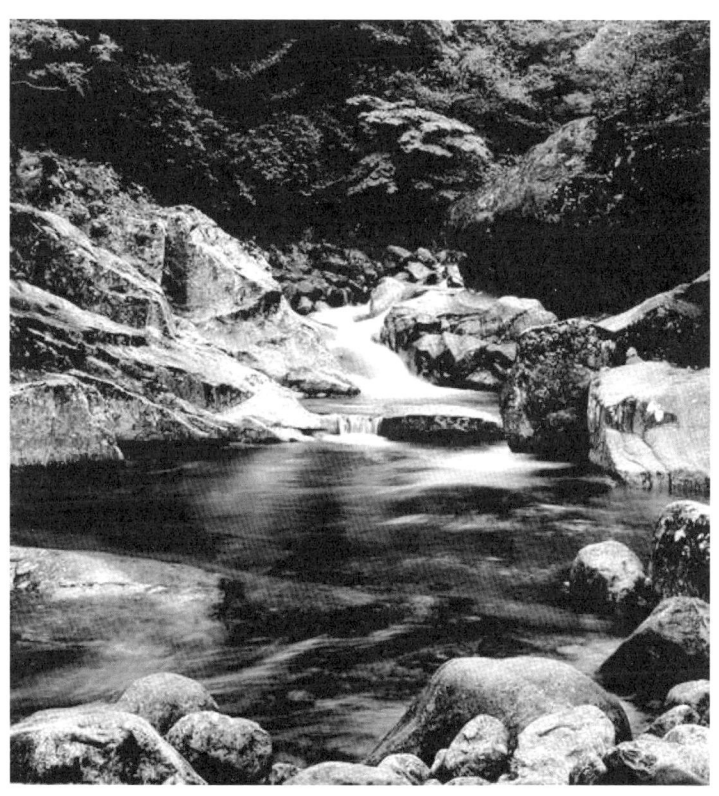

환경요법(Ecotherapy : 지구와 하나되기)

모든 생명체가 지구라는 하나의 뿌리에 바탕을 두고 있으며, 지구 생태계 순환체계 내에서 서로 의존하면서 살아가고 있다.

그러므로 의학이 인간건강에 대한 문제를 오직 인간만을 바라보는 좁은 시각에서 접근한다면 여러 면에서 한계를 드러낼 수밖에 없다.

예컨대 식물이 자라기 위해서는 동물이 내놓은 탄산가스가 꼭 필요하고, 동물은 살아남기 위해서 식물이 내놓은 산소가 꼭 필요하다.

인간과 땅을 통합적인 관계로 살펴보면, 땅이 인간에게 속한 것이 아니라 인간이 땅에 속해 있다. 사람들이 생명의 그물 망(網)을 짜는 주체가 아니다. 인간은 단지 생명 그물의 한 가닥일 뿐이다.

그러므로 인간은 「인간중심주의」를 탈피하고 「지구중심주의」적인 사고와 행동으로 지구를 대하여 생태계의 온전함이 실현되도록 노력해야 하며, 이것이 인간 자신의 참된 건강을 구하는 길이 된다.

나 자신의 의식을 지구 전체로 확장하여 지구적 인간으로 '새롭게 인식된 나'를 체험하면, 보다 온전한 건강을 회복하는 터전을 얻게 된다.

지구와 하나되기

몸과-정신-영혼의 긴장을 풀어 지구와 하나가 되어 보자!
호흡을 깊게 들이마시면서 호흡에 따라 온몸을 긴장시킨 후, 곧이어 온몸의 긴장을 완전히 풀면서 숨을 내쉬기를 반복한다.
내 의식이 절벽 아래로 계속 떨어져도, 깊은 바다 속에 한없이 빠져들어도 마음을 놔 버리고(let go) 침잠시킨다(2~3분).

이제 나의 몸이 어디에 있는지 내가 어디에 있는지 망각된 마음의 깊은 곳에서 호흡만 응시한다.
다시 숨을 들이마시면서, 들이키는 호흡 속에는 식물들이 만들어 준 산소를, 식물 공동체가 나에게 거저 주는 귀중한 선물로 감사히 여기며 받아들인다.

숨을 내쉬면서 내가 내뿜는 호흡을 통해 나에게 산소를 공급해 준 식물들에게 다시 생명이 되는 탄산가스를 선물로 제공하고 있음에 감사한다.

나의 호흡이 그들에게 생명이 되고 있다는 사실을 느끼며, 식물들은 이 선물을 받아 살아가고 꽃을 피워 열매를 맺게 된다.

다시 숨을 들이쉬며 나와 대지·땅과의 뗄래야 뗄 수 없는 생명의 의존관계를 느껴본다. 내가 속한 이 사회, 이웃과 친지, 세계의 모든 민족과 지구상의 모든 생물계의 생명들이 호흡을 통해 하나의 공간에 있음을 느낀다.

들이쉬는 호흡(산소)를 통해 모든 동물군이 친구가 되고, 내쉬는 호흡(이산화탄소)를 통해 식물군과 동물군이 이웃이 된다(3~5분).

이제 빠르게 돌아가는 지구의 공간 속에서 나의 몸을 안전하게 붙잡아 주는 굳센 지구 중력의 힘을 느껴본다!

나의 몸이 견고하게 땅위에 뿌리를 내리고 있다는 사실을, 양쪽 발로 땅을 딛고 서거나, 등을 똑바로 세워서 땅위에 앉아 본다.

몸을 활성화시키는 심호흡을 계속하는 동안 생명 에너지가 지구로부터 나의 몸 속으로 스며 들어와 자유로이 활동하게 지켜본다.

이제 나는 대지 위에 뿌리를 내리고 있을 뿐 아니라 대지 에너지가 흘러 들어와 나의 온몸에 퍼져 있으며, 그 힘이 나를 지탱하고 있음을 느끼면서 그것과 함께 즐거워한다(2~3분).

대지로부터 흘러 들어온 대지의 에너지와 호흡을 통해 들어온 대기권에 충만한 태양에너지가 나의 아래와 주위와 위에서 들어와 충만해 진다.

그리고 온 우주와 나의 전 존재 안에서 활동하시는 창조의 영(靈)으로부터 흘러 들어온 생명의 기운이 내 몸을 다독거린다.

나는 땅 위에 굳건하여, 정신을 고양시키고, 순수한 영혼으로 변화되어 살아간다.

지구의 마음 논단

> 여름

필생즉사 필사즉생의 삶

현충일.. 달력에 빨간색 공휴일 표시가 있다. 어떤 해에는 토요 휴무제까지 생각하면 황금연휴가 되는 경우도 있다. 봉급을 받는 이들은 반기는 입장이지만 자영업자들에게는 쉬는 날이 불만스럽기도 한다.

우리나라가 토요 휴무제를 받아들이는 것이 국제적인 추세에 맞춘 의미도 있겠으나 필자는 토요일엔 꼭 출근하여 그간 밀렸던 일들을 정리하는데 긴요하게 사용하고 있다.

모두가 쉬는 날 그 휴식이 가능케 된 것은 누군가의 노력이나 희생의 결과인 경우가 있다. 특히 현충일에 나라를 위해 헌신한 우국충절들의 삶이 이러한 범주에 들지 않나 싶다.

사회의 어떤 지도자들도 휴일을 맞아 편히 쉬기보다는 국가와 국민을 위해 수고가 많으신분들도 있리라 생각된다.

공휴일 중에도 국내적으로 개혁하고 추진해야할 일들이 쌓여있을 것이고, 외교적인 문제에 있어서도 안정감 있게 대처하기 위해 자료를 모으고 국가의 미래에 포석을 놓기 위해 노심초사 진력할 것이다.

누가 나에게 보훈의 달에 충성스런 마음으로 한 생을 살았던 존경하는 인물 한 분을 꼽으라면 나는 망설임 없이 '**충무공 이순신**'을 말한다.

조국을 왜구의 침략으로부터 구해 낸 이 순신 장군의 교훈적 이야기 하나를 소개하고 싶어진다.

장군이 백의종군 이후 다시금 3도 수군통제사로 임명받아 11척의 군선으로 130여 척의 왜선을 격파한 명량해전 직전에, 그는 비장한 심경으로 그를 따르는 부하 장병들에게 『필생즉사 필사즉생-必生卽死 必死卽生』이라는 그의 전인적인 심경을 토로하였다.

"살고자 하면 죽게 될 것이요, 죽기를 각오하면 살게 된다"는 이 역설적인 말은 전투에서뿐만 아니라 사회 정치 또는 투병에 임하는 자세에도 적용된다.

그는 최후의 전투인 노량해전에서 실제로 죽기를 각오하여 조국을 구하였고, 그의 정신은 오늘날 우리들의 가슴속에 우국충절(憂國忠節)의 혼으로 살아 있다.

인생을 살아가면서 우리 대부분은 자신이 맞이할 최후 순간에 대해 그리 심각하게 생각하지 않고 그저 하루하루를 피동적으로 살아갈 뿐이다.

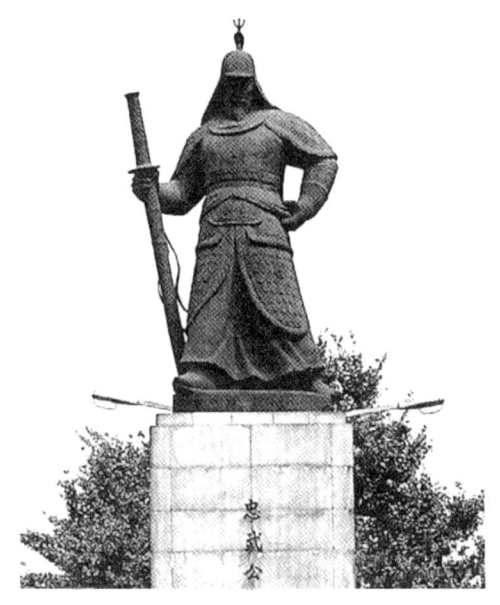

자연건강의 입장에서도 건강에 좋다거나 생명을 연장할 수 있다면 이러저러한 방법이나 약을 구하려고 안달하게 되고, 병이 들었어도 질병에 대하여 적극적인 사색이 없이 그저 생명을 연장하는 길만을 소심하게, 또는 겁에 질린 상태에서 구하며 살다가 생명을 잃고 마는 경우를 흔히 보게 된다.

충무공의 정신에서 보았듯이 투철한 사생관을 정립하여 올바르게 자신의 소명을 다하는 삶인 필사(必死)의 자세는 자신의 몸과 마음뿐 아니라 자신의 모든 환경에서 필생(必生)의 삶을 얻게 한다.

환경요법(Ecotherapy : 「물의 영성」편)

몇 년 전 초여름, 몇 십년 만에 겪었던 예측할 수 없는 기습적 폭우는 노아의 홍수를 방불케 한 대단한 물난리였다.

이러한 기상이변의 천재(天災)는 비단 우리나라에서만 나타난 것이 아니라 세계 도처에서 나타나고 있으며, 발생 빈도 또한 과거보다 훨씬 잦고, 재앙의 양상도 점차 더 심각해져 전지구적인 경각심을 불러일으키고 있다.

이러한 기상이변의 배후에는 여러 나라들이 자국 이익만을 생각하여 경쟁적으로 지구표면에서 핵실험을 함으로써 에너지의 자연적 흐름에 혼조를 유발시킨 것과 자동차의 매연을 비롯한 환경 오염물질이 대기 중에 대량으로 유출되는 반면에 훼손되는 산림을 방관한 결과들로 살펴지고 있다.

이러한 환경적 위해(危害)로부터 바다의 수온(水溫)이 상승되고, 대기의 순환이 왜곡되어 기상이변이 나타나는 것은 당연한 결과일 것이다.

그래서 물난리를 통해서라도 인간이 첨단 과학시대를 자처하며 자연을 정복하고 있는 듯한 오만한 착각이 모두다 홍수에 떠내려가고, 다시금 겸허한 인간 본연의 자세가 되기를 소망해 본다.

도교(道敎)의 경전에 "사람은 땅을 따르고, 땅은 하늘을 따르며, 하늘은 도를 따르고, 도는 자연을 따른다(人法地, 地法天, 天法道, 道法自然)"라고 하여 자연을 따르는 것이 참된 진리임을 강조하고 있다.

여기서 '따른다'는 의미로 해석되고 있는 법(法)자도 물과 관련된 특별한 의미가 있다. 즉 삼수변( )에 갈거(去)가 붙어 있으므로 '물이 흘러가는 것'이 바로 법(法)이요 인간이 따라야 할 도리라고 하였다.

물은 홍수와 같은 재난의 물이 되기도 하지만, 만물에 생기를 주는 생명의 물이 되기도 한다.

고대 철학자 탈레스는 물을 만물의 근원으로 보았으며, 성경에서도 물은 '생명수'로 비유되곤 한다. 물이 없는 곳에는 어떤 생명도 존재하지 않기 때문에 물은 생명의 근원이다.

예컨대 우리의 몸은 세포로 되어 있고, 어떤 세포든지 물이 반드시 필요하다. 물이 있어야 영양 물질들을 녹여 몸으로 흡수할 수 있으며, 몸 속에서 신진대사의 노폐물로 생성된 독성물질은 물에 녹아 희석되어 배출된다. 이러한 수분대사가 잘 되기 위해서는 하루에 8컵 이상의 물을 마셔야 한다.

물은 마시는 것 외에도 우리 몸과 피부에서 접촉하게 된다.

목욕과 세안은 기분을 전환시켜 주며 물기가 있어야 윤택한 아름다움이 있다. 깨끗함은 물이 없이는 실현될 수 없으며, 메마르고 건조함에서는 풍요로움을 찾을 수 없다.

또한 물은 오관을 통해서 정신 건강에 기여한다.

폭포 소리 시냇물이 흘러가는 소리 파도 소리 등은 듣는 것만으로도 우리의 정신을 맑고 쾌적하게 해준다.

물은 바라만 보아도 평화로움을 얻을 수 있다.

바다나 호수는 모든 생명체가 물에서 난 것이기에 그들의 시원(始原)에서부터 연유되는 생명의 고향에 되돌아온 아늑함이 있는 것이다.

우리 앞에 한 컵의 물을 두고 명상에 잠겨보자!

이 물은 우주가 생성된 대단한 순간에는 수소(H_2)와 산소(O_2)였고, 태양계와 지구가 생성된 한 참 후 쥬라기에는 공룡(海龍)들이 놀던 호수에 담긴 물이었으며, 하늘의 구름으로, 땅 속 지하수로 순환하다가 우리 조상들의 몸을 구성했었던 물이다.

여기에 있는 한 컵의 물은 세상만물이 서로 무관해 보이지만 하나의 순환 시스템 안에 태초이래 순환되는 자연의 증인이다.

따 라 하 기

한 컵의 물을 두 손에 감싸들고 심호흡을 반복한다.
태초의 물과, 모든 생명수를 하나로 잇는 감동이 충분히 공감되면 물 입자의 감촉을 느끼며 조금씩 조금씩 마신다.

감사하는 마음과 건강

한국의 6·7월, 지루한 장마를 뒤로하면 무더위가 본격적으로 시작된다. 자칫하면 짜증이 나기 쉽고, 땀을 많이 흘리고 난 뒤 갈증과 더위를 식히기 위하여 찬 음식을 많이 먹고, 함부로 몸을 굴리다보면 신체의 조절기능이 떨어져 더위 병에 걸리기 쉽다.

졸지에 병에 걸려 병상에 누워 있게 되면, 처음에는 주위를 원망하는 마음이 들고, 자신의 처지에 대하여 불만이 늘어만 간다.

이러한 마음상태에서는 좀처럼 병이 호전되지 않는다.

그런데 병이 나을 때가 되면 주위에 대한 자신의 입장이 달라진다. 예컨대 자신을 깊이 반성하게 되고, 그 동안 건강했던 시간들에 대한 감사하는 마음이 우러난다. 즉 건강이 회복될 때가 되면 정서의 변화가 마치 장면이 바뀌듯 치유 국면이 된다. 이러한 변화 중에 가장 두드러진 것은 바로 '감사하는 마음'이 우러나는 것이다.

감사하는 마음이 들면서 치유가 시작되는 일련의 과정은 어떻게 설명할 수 있을까?

감사하는 마음은 우선 자신의 처지에 대한 정확한 인식을 가능케 한다. 상황인식에 이어 주위의 모든 환경에 대한 긍정적 수용이 가능하고, 그 다음 모든 것에 대한 무집착적 소망이 일어난다.

이러한 무집착적 소망은 역설적으로 가장 끈질기게 치유를 이끌어 낸 경우를 흔히 보아온다.

뇌 신경학에서는 사람의 마음이 평화로울 때 내분비계의 호르몬 생성이 가장 잘 되며, 신경전도가 좋아 생체 조절기능이 향상되고, 소화흡수도 촉진된다고 한다.

성경에 부모에게 효도하면 부(富)를 얻고 장수(長壽)한다는 구절이 있고, 어느 스님의 책에 아버지에게 불효하는 마음은 간을 상하게 하고, 어머니에게 불효하면 심장병이 생기며, 자식과 불화하면 신장이 상한다는 글이 있다. 이는 모두 '감사함'으로부터 비롯된 부가적 효과를 표현하는 것이라 여겨진다.

이처럼 인간에 있어서 훈훈함을 감돌게 하는 것은 감사하는 마음이 서로를 감싸는 것이라 하겠다.
 실제로 병원에 입원해 있는 환자나, 질병 중에 있는 친지를 문병해 보면 감사하는 마음이 우러나고 있는 환자는 회복이 빠르나, 불평이 가득한 환자는 점차 위중해지는 것을 많이 볼 수 있다.

 감사하는 마음의 종류에 대해서도 구체적으로 살펴보자!
 나에게 어떤 혜택이 주어짐에 감사하는 것은 당연한 것이다. 그러나 실제로 내가 그만한 혜택을 받을 만큼 일하고 난 뒤, 반대급부를 받았음에 감사하는 것이라야 당연하다.
 그런데 나의 노력보다 훨씬 많은 것들이 주어진다면 감사함에 앞서 경계해야할 부분이 있다고 여겨진다. 이는 감사함에서 오는 평온함보다 사행심(射倖心)이 포함되어 낭패를 보는 경우가 있기 때문이다.
 진정으로 감사하는 마음은 많이 받게 되었음에 대한 감사나 더 큰 것을 바라는 것이 아니라, 그냥 순리대로 되어감에 감사하는 것이다.
 감사란 인간심성의 근원에서부터 자연스럽게 우러나온다.
 우선, 우리에게 생명이 주어짐에 감사하고, 이웃이 있기에 감사하며 미래에 대한 희망을 품을 수 있기에 감사한다.
 감사하는 마음이 하늘에 닿으면 경외심 어린 찬미가 되고, 땅으로 펼쳐져 행하면 자비행으로 선업(善業)을 쌓는 일이 된다. 사람으로서 가질 수 있는 가장 아름다운 행위가 바로 감사를 표현하는 것이다.

 무더운 여름철, 짜증스럽고 불만스러운 「불평 국면」을 창의적이고 긍정적인 「감사 국면」으로 전환하여 건강하고 즐거운 여름을 지낼 수 있어야 하겠다.

도가(道家)적 건강법

현대를 살아가고 있는 우리 주변에는 건강에 관한 수많은 이론과 이를 추종하는 단체들이 있다. 그러나 이들은 건강이라는 일차적인 목표에 너무나 집착한 나머지 그 목적이 하나의 스트레스로 작용하여 참된 건강과 멀어지는 경우를 종종 보게 된다.

노자(老子: BC 6세기경 중국의 제자백가 중의 하나인 도가철학 창시자)로부터 시작된 중국의 도가철학은 만물을 생성시키는 근원을 도(道)라 하였고, 그 근원적인 도에서 그 무엇을 얻는데, 그 무엇을 덕(德)이라 하였다. 그리고 덕에 의하여 만물이 육성된다고 보았다.

이러한 도와 덕을 따르는 방법으로 무위자연(無爲自然)을 말하는 것이 도가의 중심사상이다.

여기서 무위(無爲)란 무기력함을 의미하는 것이 아니라 인간의 인위성을 배제하여 자연섭리를 그대로 실현하는 것을 의미한다.

그러므로 참된 무위란 자연섭리를 따르는 것으로 자연의 의지가 구애됨 없이 펼쳐지도록 돕는 적극적 활동성을 포함한다.

자연이란 우리들의 눈에 보이는 현상계만을 의미하는 것이 아니라 도로써 순환되는 만물과 그 실체를 의미한다. 도가철학은 천지만물의 상호 관계에서 자연의 궁극성을 주장한다.

즉 천지만물과 자연에 있어서 사람(人)은 땅(地)을 따르고, 땅(地)은 하늘(天)을 따른다. 이 하늘(天)은 도(道)를 따르며, 도(道)는 자연(自然)을 따른다고 하였다.

이는 자연의 포용성과 무한성, 그리고 궁극성을 나타내고 있다. 즉 만물을 낳고 낳은 생명의 원천이 바로 자연이라는 것이다(生生不已).

이러한 도와 자연의 순환 속에서는 인간만을 만물의 영장이라 말하지 않고, 인체만을 가리켜 소우주라 주장하지 않으며, 우리 인간도 그저 자연의 일부로 본다.

그런데 인간이 자신의 눈에 보이는 자연을 지배하려는 욕망이 생기면서 자연과는 동떨어지는 분리현상이 나타나기 시작하였다.

대자연 속에 살고 있는 우리 인간의 참된 자세는 인간의 관점에서 자연을 피사체로 볼 것이 아니라 자연의 관점에서 자연을 바라보아야 자연과 진실하게 동화될 수 있다.

이러한 관점을 우리의 건강관에 적용하면 「자연중심적 건강관」을 갖을 수 있게 된다. 예컨대 발열 증상에 대해서 우선 해열제를 투여하는 것이 아니라 발열증상이 왜 나타났는지를 찬찬히 살펴본다.

우선 발열의 원인에 해당되는 여러 가지 인과적 요인들을 따져 본다. 발열이 몸을 정상화하는데 꼭 필요한 경우라면 오히려 이를 돕기 위해 비교적 열에 대한 수용능력이 큰 발을 뜨거운 물에 담가주는 각탕법으로 오히려 열을 공급해 주는 것이 좋을 수 있다.

즉 발이 더워지면 생체기능이 활성화되고 몸은 이러한 여건에서 신속히 증상을 개선시킨 뒤, 이제 불필요해진 열을 물러나게 하여 해열시키게 된다.

또 자연의 무위성을 일반적인 건강법에 적용하면, 인체의 형평성을 잘 조절하게 된다. 자연의 무위성은 인체에서는 항상성(恒常性) 또는 동질정체(Homeostasis)로 나타난다.

예컨대 체내의 수분이 부족하면 갈증이 생기고, 어떤 영양분이 부족하면 그 부족한 영양물질에 대한 식욕이 생긴다.

그러나 인간이 자연상태를 벗어나 인위성을 개입하여 왜곡시키게 되면 오히려 몸에 해로운 것들을 갈망하게 되거나 조금만 필요했던 것들도 지나치게 취하여 부작용을 유발시켜 그 결과 건강은 더욱 악화된다.

그러므로 자연에 대한 감사와 생명에 대한 경외심으로 건강에 대한 접근을 시도하면 자연을 따르는 도가적인 건강법이 된다.

이처럼 자연이 자신을 다스릴 수 있도록 자신을 순화시키면 우리는 자연의 순환 속에 끊임없이 일어나는 생명의 창조성의 도움으로 원초적 자연건강에 도달한다.

가을   가을의 상념

  가을은 수렴(收斂)의 절기(節氣)이며, 긴 겨울을 준비하는 음(陰)의 계절이다. 오행(五行)으로 살펴보면 양(陽)이 많은 목(木) 화(火) 토(土)의 봄 여름이 지나고, 이제 음(陰)이 많은 금(金) 수(水)의 가을 겨울이 되어, 만상은 낮추고 축소하며 농축되어 월동을 대비한다.

  이러한 외적 축소는 그 동안 화려하게 꾸몄던 겉껍질을 버린 채 내적 알맹이를 모아들인다.

  인간을 영성(靈性)적인 동물이라고 한다.

  우리의 영성은 우리 주변의 모든 환경, 즉 생활 도구나 무생물, 가축이나 애완동물, 하등동물 등에도 모두 반영된다. 이와 같이 영(靈)이 반영되어 전달되는 것을 기(氣)라는 현상으로 파악해 볼 수 있다.

  기는 진동이나 파장의 형태로 감지되기도 한다. 즉 자연과 함께 인간의 뇌는 특별한 파장을 만들고(腦波) 서로 공진(共振)되어 전달되며, 우리 주변의 만물과 상호 작용하는 것을 「텔레파시(Telepathy)」라 할 수 있다. 이러한 텔레파시적 특성을 지닌 파장이 우리의 정신환경을 은연중에 구성하게 된다.

  정신환경이 좋은 파장 내에 있으면 즐겁고 창조적인 여건이 되고, 그렇지 않을 때에는 비관적이며 파괴적이 된다.

  육체의 건강도 정렬이 잘된 파장 내에서는 좋은 여건을 만나 건전한 사고방식을 유지하여 건강을 위한 방향으로 우리 몸을 움직이게 한다. 즉 효율적인 섭생으로 혈을 충만하게 하며, 건강에 도움되는 방향으로 활동하게 하여 기가 잘 순환되게 한다.

  텔레파시를 좋은 상태로 유지하기 위해서 먼저 인간으로서 자신의 근본인 하늘과 땅에 대한 뿌리 의식이 확립되어 있어야 한다.

  즉 하늘을 공경하며 땅에 감사하는 마음이 천지(天地)의 기운을 받아들일 수 있게 하고, 이로써 얻게 되는 에너지를 자신의 주변 모든 생명들을 향해 펼쳐 보람된 삶을 살아가게 된다.

이러한 삶은 고양된 마음으로 우주 실체에 귀의하려는 지향을 갖게 하며, 정신적 분열을 극복하여 일치를 깨달아 평화를 되찾게 하고, 일상생활에서는 진실을 추구하는 진솔한 삶을 살아가게 한다.
　나무들이 자신의 이파리들을 떨구어 낙엽으로 버리듯 우리도 화사했던 겉치레를 버리고 내실을 다져, 나무들 몸 속의 나이테처럼 우리의 영혼과 육체도 가을을 맞아 겉으로는 볼 수 없는 내면 깊은 곳에 하나의 선명한 나이테를 더하며 이 가을을 지내게 되었으면 좋겠다.

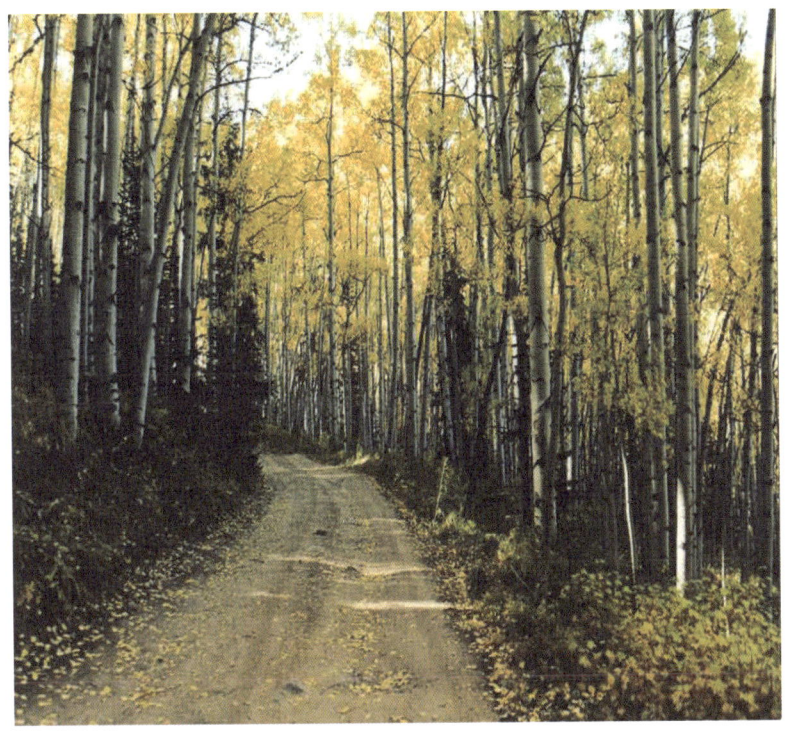

새로운 우주관과 인간의 영성

가을이 무르익어 가고 있다. 저 높고 푸른 창공은 얼마나 넓으며, 시간과 공간에 한정된 우리네 인간은 어디로 흘러가는 것일까?

또 오곡백과가 익어 가는 이 가을에 우리의 영성은 어디를 향하여 수렴되고 있는 것일까?

최근 비약적으로 발전한 과학은 우주의 신비를 이해하는데 큰 도움을 주고 있다. 약 200억 년 전으로 추정되는 까마득히 먼 옛날 우주는 모든 물질이 농축되기를 반복하다가 더 이상 농축될 수 없게 되는 임계점(臨界點)에 다다르자 한꺼번에 폭발하여 불과 몇 초만에 우주가 형성되기 시작하였고, 지구는 약 45억 년 전 태양계 내에 자리를 잡게 되었다고 한다.

우리 지구에 생명체가 나타난 것은 약 9억 년 전이고, 어떤 원인에 의해 유기물이 합성되기 시작하여 점차 진화가 시작되어 동물과 고등한 의식을 지닌 인간으로 진화한 것이라 한다.

그런데 이러한 우주진화는 우주 정신의 목적 지향적인 주도로 이뤄진 것이라는 것이 현재까지의 종합된 결론이다.

프랑스의 지질학자이며 고생물학자이고 가톨릭 성직자인 떼이야르 드 샤르뎅(1881-1955)은 우주와 인간을 이해하는 관점에 중요한 전환점이 되는 「진화론적 우주론」을 제시하여 우주의 탄생과 생명의 출현 및 종말의 의미를 새롭게 제시해 주고 있다.

그는 분자들이 결합하려는 힘이 안으로 작용하여 물질이 형성되고, 결합한 물질들은 원심력이 작용하여 외부로 방사하는 힘이 복잡한 구조로 진화하게 되는 원동력이 된다고 보았다.

점차로 복잡한 구조로 진화한 그 복잡화 정도에 비례하여 의식이 내부로 침투하는 원리를 들어 우주 생성과 진화를 설명하고 있다.

그는 우주가 탄생한 이래 확장되고 있지만 우주는 종국의 점(Ω-point)을 향하여 진화하는 것이고, 그 진화는 내적으로 한 점을 향해 점차 집중되고 있다고 보았다.

여기에서 인간은 진화의 최첨단에서 인간 의식작용이 최대화로 된 결정체적인 존재로서, 우주가 확장된 이래 다시금 종국의 점(終局의 點 Ω-point)에 수렴하는데 있어 우주 정신으로부터 위임받은 우주 완성의 숭고한 사명을 이루어 내야 할 존재라고 주장한다.

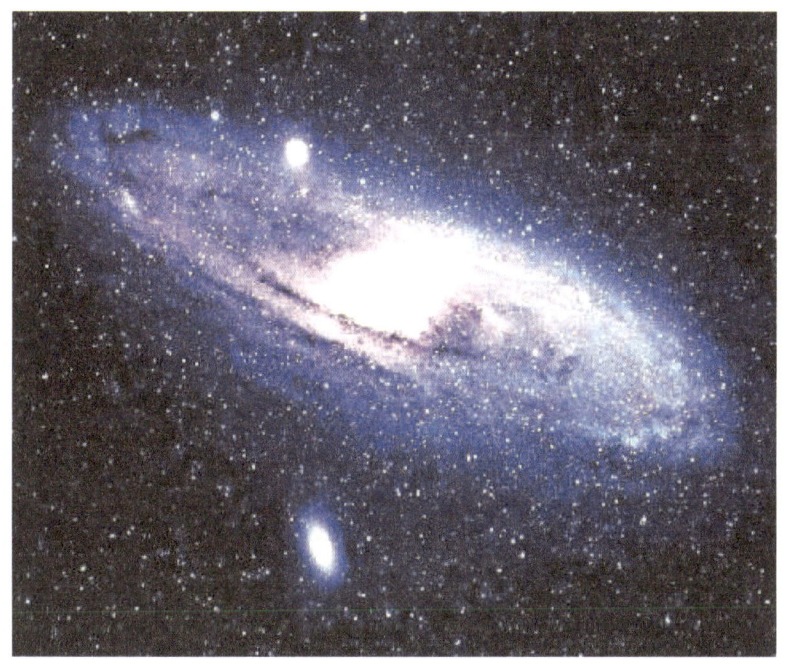

안드로메다 은하성운

우리 한 사람이 자신의 삶을 밝고 충실하게 사는 것은 인류 정신의 진화에 기여하는 것이며, 이러한 진화는 시간을 초월한 우주 진화의 근본 원리인 정신권(精神圈)의 완성, 즉 '진화의 완성'에 한 걸음 더 다가서게 되는 것을 의미한다.

그의 주장이 옳다면 인류는 공간과 시간 속에서 초월을 시도하며, 스스로 완성해 가는 인류정신을 우주 전체로 연장시키면서 우주의 대통합에 기여하는 사명을 가진 존재임이 분명하다.

모든 변화를 관통하는 인류의 정신은 인류를 포함한 온 우주만물을 상호 관계성 안에 결합시키는 것이 인간으로서 기대할 수 있는 가장 보람된 일이라 단언할 수 있다.
　예컨대 만유인력과 같이 우주의 근원적 에너지가 세계의 연대를 형성하는 힘이 되고, 구체적으로 사랑, 즉 자비심이나 측은지심의 실천만이 우리를 정신권에 결합하여 종국의 점에 수렴되게 한다.
　샤르뎅의 진화론적 우주론에 입각해서 오늘의 나를 되돌아 볼 때, 우리가 인간으로서 영원한 가치를 지닐 수 있는 것은 고양된 초월의 식과 함께 참된 일치를 완성하는 친화력을 지니기 때문이다.
　이는 마치 저 창공을 나는 새가 두 날개를 펼쳐 날아오르듯 좌측 날개는 우주실체와 초월적 접촉이요, 우측 날개는 참된 일치를 이루려는 친화력을 실천하는 것이다. 이로써 창공을 힘차게 날아오르는 새처럼 종국의 점(Ω-point)을 향해 날아오를 수 있다.
　만약 우리 인간이 이기심에 빠져 우주 정신에 합류하지 못하면 윤회의 사슬에 묶여 우리의 영성은 우주의 미아로 떠돌 뿐이다.

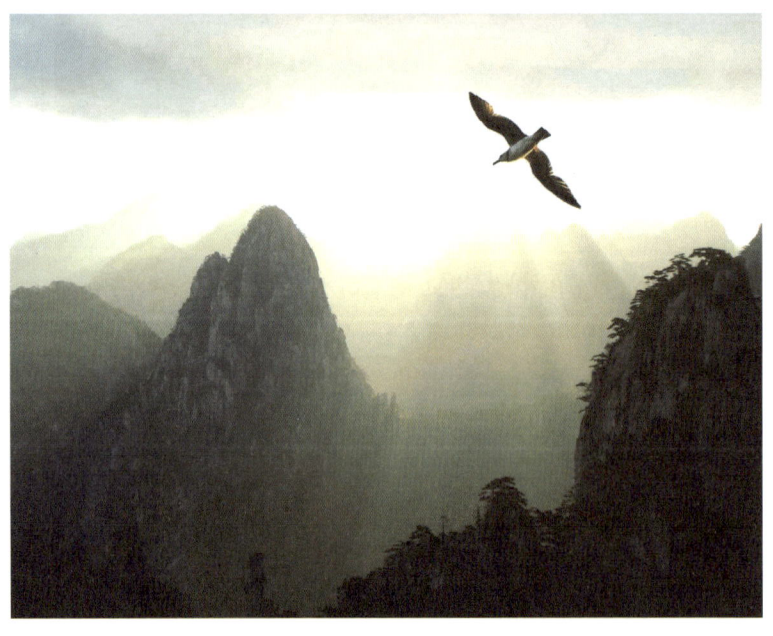

영혼의 휴식 — 난 기도했다

나는 신에게 나를 강하게 만들어 달라고 기도했다.
내가 원하는 모든 걸 이룰 수 있도록. 하지만 신은 나를 약하게
만들었다. 겸손해지는 법을 배우도록.

나는 신에게 건강을 기원했다. 더 큰 일을 할 수 있도록.
하지만 신은 내게 허약함을 주었다. 더 의미 있는 일을 하도록.

나는 부자가 되게 해달라고 기도했다. 행복할 수 있도록.
하지만 난 가난을 선물 받았다. 지혜로운 사람이 되도록.

나는 재능을 달라고 기도했다.
그래서 사람들의 찬사를 받을 수 있도록.
하지만 나는 열등감을 선물 받았다. 신의 필요성을 느끼도록.

나는 신에게 모든 것을 기도했다. 풍성한 삶을 누릴 수 있도록.
하지만 신은 내게 이 삶을 선물했다. 모든 것을 누릴 수 있도록.

나는 내가 기도한 것을 하나도 받지 못했지만
내게 필요한 모든 걸 선물 받았다.

나는 작은 존재임에도 불구하고
신은 내 무언의 기도를 다 들어 주셨다.

모든 사람들 중에서
나는 가장 축복받은 자이다.

뉴욕 신체 장애자 회관에 적힌 시

병고(病苦)와-유마경

인간의 병고는 어디서 오는 것일까?

우리 몸에 나타난 병은 우리자신에게 직접적으로 내려지는 시련이기에 어떤 문제보다도 먼저 온 힘을 다하여 물리쳐야 하는 일차적 과제가 되기도 한다.

현대의학에서도 치유하기 어려워 죽음선고처럼 느껴지는 각종 암이나 에이즈 등은 병명(病名) 그 자체가 삶의 질을 떨어뜨리고, 투병 의지마저 약화시켜 공포에 쌓여 최후로 치닫게 되는 경우가 많다.

여기서는 건강과 치유가 육체적 조건보다는 마음자세에 따라 좌우됨을 알아 투병의지를 다지고, 병고를 돌보는 자세를 유마경(維摩經)에 나오는 보살행(菩薩行)에서 찾아보기로 한다.

유마경4)에는 부처님이 비야리성 암라나무동산에서 출가수행자 8천여 명과 함께 지내실 때, 재가 수행자 '유마힐'이라는 장자가 병이 들자 부처님이 문수보살을 보내어 문병하는 배경으로 이야기가 전개된다.

문수보살이 유마힐을 문병하여 병이 난 경위를 묻자 유마거사는 "중생의 병은 사대(地, 水, 火, 風)에서 다 일어나는데, 중생이 병이 있으므로 나도 병이 났나이다"라고 하여 몸의 형성과 붕괴가 사대의 법(法) 작용임을 전제하고있으며, 자신의 병은 중생들의 병고를 함께 하고있는 대승(大乘)적 보살행임을 고백하였다.

병의 근본에 대해서는 반연(攀緣)함 때문이라 말하고, 반연을 끊으면 병도 사라진다 하였다.

반연함은 사물에 대한 애착, 즉 얻고자 하는 욕심으로부터 시작된다. 이것을 여의(놓음, let go)는 것이 보살의 길에 필요한 덕목이라 하였다. 또한 유마거사는 "늙고 병들고 죽는 괴로움을 끊는 것이 보살의 길이다~

---

4) 유마경(維摩詰所說經)은 부처님의 십대제자 및 여러 보살들과의 대화를 문답식으로 서술하면서 대승진리(大乘眞理)를 설한 경전. 특히 유마거사(居士)가 병중에 있으면서 문병 오는 부처님의 제자와 여러 보살을 한 분 한 분 만나면서 불성은 본래 평등에 있으며, 질병 또한 아상(我相)에 대한 집착(반연함)때문이라고 말한다.

그렇지 아니하면 아무리 행을 닦고 번뇌를 다스린다 해도 지혜의 칼날을 세우지 못하게 됨"을 강조하였다.

유마거사는 "중생의 병을 대할 때는 애견대비(愛見大悲)를 일으키지 않도록 경계해야 한다. 왜냐하면 보살은 객진(客塵)번뇌를 끊고서 대비심을 일으켜야 하기 때문이다"라고 하였다.

이는 일반적인 생각과는 상이한 면으로 병고에 시달린 중생에게 애처로운 마음에서 인술을 베풀어야 한다는 것과는 차원을 달리한다.

즉 "애견대비는 나고 죽는데 염심(厭心*싫을 염)을 동반하기 때문에 애견대비마저 여의어야 고달픈 생각이 없어진다"는 것이다.

이에 대해 유마거사는 "어느 곳에서나 애견대비의 얽힘이 없어야 중생에게 바른 법문을 펴 얽힌 것을 풀어줄 수 있기 때문이다"라고 하였다. 이는 마치 부처님 말씀에 "스스로 얽힘이 있으면 남의 얽힌 것을 풀 수 없고, 자기에게 얽힘이 없어야 남의 얽힌 것을 풀어줄 수 있다"라고 하신 것과 같다.

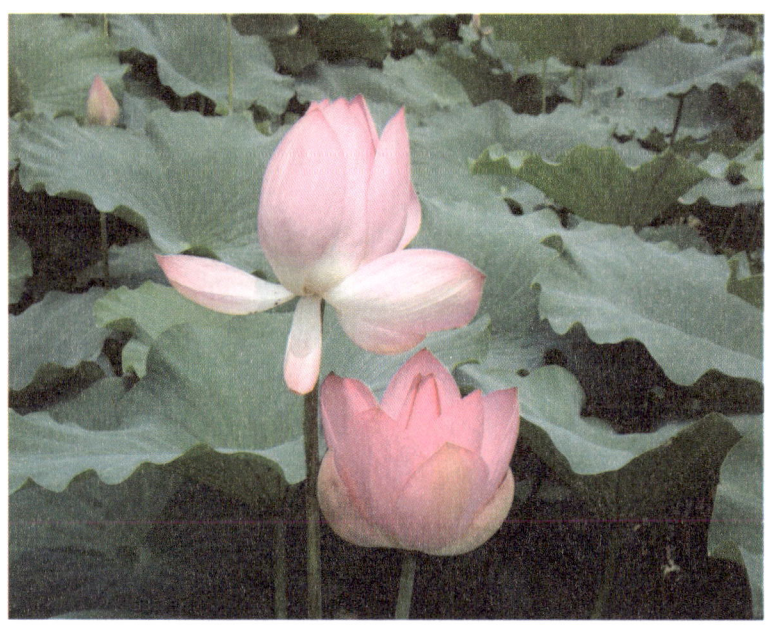

비움과 채움 - 추석을 앞두고

추석이 가까워오지만 서민들에겐 참으로 살기 힘든 나날이다. 영세 상인들과 많은 근로자, 경영자들이 하루하루를 힘겹게 살아가고 있는 각박한 세상이 되어간다.

모두가 남의 탓, 세상이나 제도 탓으로 돌리며 이 땅을 떠나고 싶어 한다면 이 땅의 주인은 과연 누구인가? 여기에 더해 한가위를 코앞에 두고도 폭우와 일조량 부족으로 여물지도 못한 벼이삭은 하늘의 뜻이 무엇인가 생각하게 한다.

성서(聖書)를 보면 악이 판쳐 사회가 어지럽고 죽도록 힘들게 되었을 때 왕을 비롯한 모든 백성들은 베옷으로 갈아입고 흙을 뒤집어쓰고서 참회하며 어려움을 극복한 예가 있었고, 어느 도시는 타락에 빠져 방향을 잃고 망하고만 예가 있었다(요나서 3장 니느웨의 회개/ 창세기 19장 소돔의 멸망).

지금 우리가 처한 어려움도 역사적 변천과정 안에 순환되고 있겠지만, 이를 어떠한 자세와 지표를 가지고 노력하느냐에 따라 장차 다가올 미래가 결정된다.

순환적 과정에서 역사의 흥망성쇠를 관찰해보면 가장 어려운 상황은 곧 이어 정화된 세상으로 이끌어 냄을 흔히 볼 수 있다.

이에 필자는 우리의 이 어려움을 잘 극복하는 방법 중 으뜸은 '각자가 자신을 비우고 낮은 자세로 이웃과 세계를 새롭게 바라볼 것'을 제안한다. 여기서 '비움'이란 집착을 떨쳐버리는 것이며(let go), 처음부터 다시 시작하는 계기를 마련하는 것이어야 한다.

사회 지도층이 자신의 권력과 부에 집착하여 마음을 닫고, 젊은이들이 쾌락주의에 빠져 이상과 희망을 저버린다면 지금의 어려움은 더욱 큰 댓가를 요구하게 되리라...

그러나 이러한 어려움들을 긍정적으로 받아들여 순수하게 비워진 그릇처럼 된다면 새 희망과 축복이 다시 채워지게 될 것이다.

이러한 비움의 실천은 바로 나에게서부터 지금 이 자리에서 시작되어야 한다.
　누구나 알법한 고대철학자 소크라테스는 자신이 알고있는 것은 "자신이 아무 것도 모르고 있다는 것을 알뿐이다"라고 고백하였다.
　이 말은 인간이 유한한 자신을 비움으로써 무한성으로 채워질 수 있는 신비에 대한 겸허하고도 지혜로운 교훈을 담고 있다.
　자신을 조금만 낮추어 주변을 바라보면 우리는 보다 의미 있는 일에 함께 협동할 수 있고, 자신의 욕망을 절제할 수 있으며, 돈이나 권력에 끌려 다니지 않고 자유롭게 처신하게 되고, 아무리 없어도 널리 베풀 수 있는 여유와 희망이 솟아난다.
　이러한 희망을 품고 발전된 세상은 물질적 발전에 비례하여 정신문화가 함께 존중되고, 참된 신심의 경건함으로 하늘을 섬기는 지혜가 넘치고, 생명의 터전인 땅에 감사하며 뭇 중생을 사랑하여 모두가 한 가족처럼 느끼는 사회로 다시 채워짐을 염원해 본다.

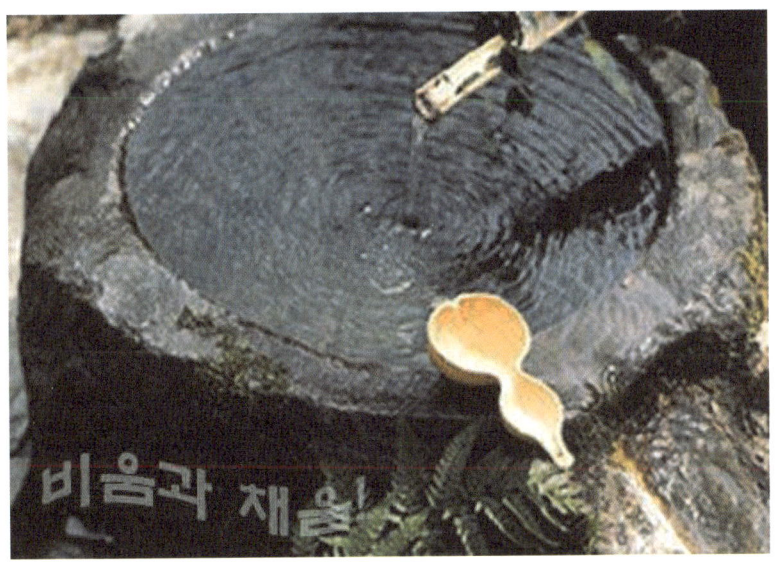

> 겨울

추위가 없는 세상!

병든 이웃에게 따뜻한 마음으로 인술을 베풀었던 의자(醫者)의 행적들이 보도되면 추위 없는 세상이 되겠구나 하고 생각해 보지만, 우리의 현실은 여러 가지 이유로 온정을 펴기가 쉽지 않아 안타깝다.

올 겨울은 유난히 춥다고들 한다. 한강이 얼어 추위에도 당당하던 겨울새들조차 살얼음 사이에서 잔뜩 움츠리고 있다. 이렇듯 올 겨울이 유난히 춥게 느껴지는 것은 무슨 까닭일까?

사회 일각에서는 정치권의 난맥상을 더 두고 볼 수가 없어 시민단체들이 정치개혁을 위해 들고일어나 목청을 높이고 있으며, 연일 보도되는 부정 부패상과 구속된 비리 인사들이 얼마 안되어 보석으로 쉽게 풀려나는 처사들 때문에 이 겨울이 더욱 춥다는 분들도 있다.

지금 한창 세간을 떠들썩하게 하는 벤처기업을 지원하는 자금은 국민의 세금으로 조성된 것이다. 악덕 벤처 기업은 창업을 지원하는 지원금을 포탈할 목적으로 무책임하게 창업한 상황도 간혹 나타난다고 하니 장기적으로 되돌아올 서민들의 소외에 대해서는 필시 어떤 대책이 있으리라 믿고 싶다.

자연의 이치를 따져 볼 때 추위는 불편하고 어려운 것이지만, 추운 겨울이 있어야 이듬해 농작물에는 해충이 적어지고, 추위가 있어야 따뜻함에 대한 갈구와 희망도 커지게 된다.

추위 속에서 나눌 수 있는 온정은 보다 값지고 우리 모두를 훈훈하게 해준다. 얼마 전 스포츠계에서 후배보다도 적은 연봉에도 개의치 않고 귀국하여 국내의 축구계를 도우려는 스포츠맨이 있었다.

또 자기 부인에게 신장을 기증해 주신 분의 은혜에 보답하고자 자신의 신장(腎臟) 하나를 타인에게 기증하는 일화가 있기에 추운 겨울날들이 그나마 더 이상 춥지 않은 따뜻함을 간직한 겨울이 유지되고 있다.

환경과 생명을 중시하는 사람들에게는 특히 '의탁할 수 없는 생명'에 관한 한 양보할 수 없는 부분이 있다.

얼마 전 TV를 통해 보도된 우리나라 산부인과 병원의 제왕절개 출산현황을 보고서 놀라움을 금할 수 없었다. 서구 선진국 보다 무려 6배나 많은 제왕절개 출산이 우리나라에서 공공연히 행해지고 있다고 한다.

한국여성의 골반은 서양인들보다 출산이 쉬운 사과 모양이라는 통계도 있지만 실제로 한국의 산모들은 산고의 두려움을 피하려 하고, 의사들은 자연분만시 사고가 발생하면 법적으로 약해질 수밖에 없는 자신들의 입장을 보호하기 위해 수술을 권고 하다보니 이러한 결과가 되었다고 한다.

그러나 생명을 존중하는 많은 의사들은 제왕절개 수술을 최후의 수단으로 간주하면서, 한국의 출산실태를 심히 우려하고 있다.

수술은 동양의학의 경락학설(經絡學說)에서도 피할 수 있는 한 피해야 함을 일깨우고 있으며, 세포 조직학에서도 완전 봉합은 어불성설(語不成說)이라는 입장이다.

언제부터 우리가 자신의 아이를 산고도 없이 얻고자 하게 되었는가? 또 태아시별에서 언청이(토순-兎脣)로 판명된 경우 한국 부모들은 많은 경우 임신중절을 택한다고 하니 이 겨울은 생명까지도 저버리는 추위로 얼어붙고야 말 것인가?

생명이 존중되지 않는 한 봄이 와도 봄이 아니며, 여름에도 추위를 벗어날 희망을 포기한 세상이 되고 말 것이다.

그런데 그 보도 중 어느 한 병원은 자연분만을 고집하고 기형아에 대해서도 적극적으로 생명의 존귀함을 일깨워 주고 있었다고 하니 이 겨울을 벗어날 문턱에서 그분들 덕분에 그래도 따스한 봄날은 오려나 보다.

환경요법(Ecotherapy : 죽음의 슬픔이 주는 치유적 기능)

옛날 농경사회 때 동양에서는 역사의 시점을 지금처럼 서기 몇 년, 몇 월이라 표현하기보다는 무슨 왕(王) 몇 년, 그리고 24절기로 표현하였다.

서양인들은 역사의 전개를 한 점을 향하여 진행하는 것으로 보는 반면, 동양인들은 절기처럼 계속 돌고 돌아가는 순환과정으로 본다.

인간이 자연의 변화에 순응하는 자세는 자연과 친근하게 접촉하고 공감하는 가운데 자연스럽게 얻어진다. 이러한 순응은 심리적으로 평화를 얻게 하며, 자신의 죽음까지도 자연의 순환 안에서 생각하게 한다. 죽음 또한 순환의 한 과정으로 볼 때 죽음 다음 단계는 또 다른 시작이 있는 것이다.

문제는 자신을 전체적 순환체계 내의 존재로 보느냐 단절된 자아로 보느냐에 따라 죽음에 대한 태도는 결정된다.

어떤 노인들은 자신의 미래가 점점 빨리 줄어들고 있다는 사실을 느끼면서도 평안을 느끼며 자신의 손으로 논밭을 경작하고, 싱싱한 열매를 따며 기쁨 속에 살아간다.

올바른 생사관을 확립하면, 노인들은 여생을 보람되게 살아가고, 젊은이들은 성숙된 삶의 자세를 견지하며 힘차게 살아갈 수 있다.

죽음이나 병고는 누구나 피할 수 없는 실존적 상황이며 불안 요소이다. 실제로 사람들은 자기가 죽어야 할 운명이라는 사실을 일깨워 주는 경험들, 예컨대 심각한 질병, 사랑하는 이나 친척의 죽음, 삶 속에서 경험하는 좌절과 실패 등 여러 가지 상실을 경험하면서 죽어야 할 운명임을 스스로 알게 된다.

그러나 대부분의 종교나 생명철학은 이러한 소멸에 대한 불안이 바로 「창조」를 일깨우는 기회로 바뀔 수 있음을 암시하고 있다.

아씨시의 프란치스코 성인은 그의 시 「태양의 찬가」(canticle to the sun)에서 모든 자연을 형제 자매로 느끼며, 자연 속에 빛나는 하느님의 빛을 찬양한다.

그는 죽음을 자매라고 부르고 그 속에서 하느님의 빛이 빛나고 있다고 노래하였다.

자연주의자 존 뮤어(John Muir)는 어린이들에게 죽음에 대한 자연학습이 올바른 성숙을 위한 좋은 기회라고 다음과 같이 말한다.

"숲들과 목장들, 들판과 산들, 별무리의 흐름들이 가르쳐 주는 대로 생명과 죽음을 보게 하면, 그들은 죽음에 붙어 있는 가시가 사라지고 죽음(死)도 생명(生)과 같이 아름답다는 사실을 배울 것이다. 그리고 무덤은 더 이상 우리를 이길 수 없으며, 그것은 결코 우리와 싸울 수 없는 것임을 어린이들이 깨닫게 될 것이다."

우리가 절망적인 병고나 죽음이라는 상황 속에 처했을 때 자연리듬과 공조되어 순화되면 그 고통스러운 상실을 조절할 수 있게 된다. 즉 죽음은 슬픈 것이지만, 더 이상 파괴적인 것이 아니다.

왜냐하면 자연순환에 대한 깨달음은 죽음이 새로운 시작과 연관되기 때문에 죽음을 오히려 자연스럽고 아름다운 것으로 받아들일 수 있다.

같은 맥락에서 질병은 괴롭고 슬픈 것이지만 질병이 질병현상으로써 말하고자 하는 의미를 깨닫고 온전히 투병할 때 보다 온전해지고, 질병을 초월하여 자유롭게 된다.

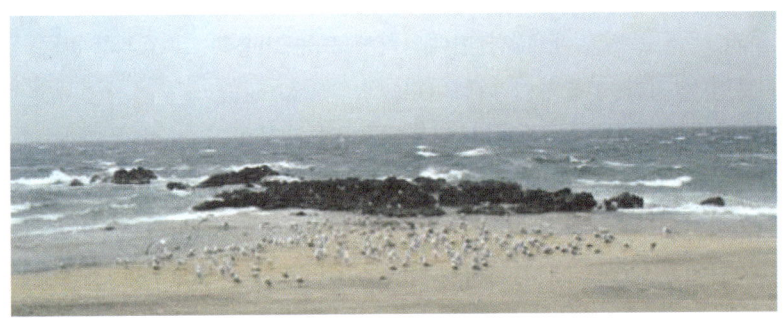

정신과 분리된 육체적 건강관의 한계

세계 보건기구(WHO)헌장 서문에서는 "건강이란 생명체와 그것이 환경과의 관계에 의해서 좌우된 것으로, 완전한 육체적 정신적 사회적 안녕 상태를 의미하며, 단순히 질병이나 쇠약이 없다는 것을 의미하는 것이 아니다"라고 선언한다.

이는 건강을 계속적으로 변화하며 진화하는 과정이라고 까지는 보지 못하였지만 건강의 전일적(全一的)인 본질을 잘 지적하고 있다.

전통적 민속요법인 침뜸, 안마, 무속요법 등에서는 질병을 환자의 신체적인 문제로만 국한해서 보지 않고 통합적으로 관찰하는 경향이 있다. 즉 환자의 정신을 포함한 자신의 자아상 확립과 사회 환경적 요인과 더 나아가서는 신앙체계에 대한 관계까지를 고려하여 전인적인 부조화를 언급하고 있다.

이러한 민속요법들은 대체로 환자의 근심을 덜어 주고 환자의 정신에 영향을 주는 치료를 행하여 환자자신이 지니고 있는 자연 치유력을 증대시켜 주게 된다.

이러한 치료법과 치료 자세는 치료자와 환자간의 친밀한 인격적인 관계로부터 힘을 얻어 때로는 불치병으로 판명된 질환들이 초자연적인 힘으로 치료되는 예도 흔히 있다.

그런데 현대의학은 첨단 의료기술과 새로운 연구결과를 앞다투어 자랑하지만, 지금 세계 여러 지역에서 나타나고 있는 건강관리의 위기를 설명하지 못하고 있으며, 또한 현대의학에 드는 비용과 그 효과를 비교해 보면 현저한 불균형이 나타난다.

300년 전 대륙의 합리주의가 대두된 이래 생물학의 발전과 함께 급속히 발달해 온 현대의학은 「인체는 기계이며, 질병은 이 기계의 고장의 결과이고, 의사의 역할은 기계를 수리하는 것」이라는 좁고 편협한 기계론적 개념에 근거하여 발전하였다.

때문에 전체적인 인간의 문제가 좁고 단절된 분할로 갈라져 정신적, 사회적 비건강이 나타나는 것은 당연한 현상이다.

정신과 육체를 분리한 편협된 시각으로 접근된 이분법적 사고는 정신의학 분야에서도 정신을 신체와 동떨어진 분야로 구분하여 연구가 진척되었다.

「스트레스」라고 불리는 정신과 육체의 상호 매개 인자인 「긴장」이 광범위한 질병들과 장애의 중요한 원인임을 인정하면서도 정신과 육체를 통합적으로 살펴 대응하는 데에는 미진하였다.

육체와 정신을 구분하는 현대 의학적 방법론은 스트레스를 정신적 질환으로만 보고, 뇌의 물리적 기능장애 현상으로 설명하여 여러 가지 약물요법을 개발하는데 그치고 만다. 예컨대 세로토닌은 수면장애를 치료하고, 도파민은 환각을 억제하는 작용제로 투약하는 등 정신적인 문제를 기계적으로 다루고 있을 뿐이다.

의사는 육체의 치료에만, 심리학자와 정신의학자는 정신의 치료에만 열중하였으며, 그 결과 이 두 그룹 사이의 회복하기 어려운 갭이 생기게 된 것이 현대의학의 맹점이다.

인간의 건강은 정신과 육체를 통합하여 접근해야만 달성된다. 육체적 질환을 치료함에 있어서도 환자의 심적(心的) 상황과 신앙체계, 가족과 친구들로부터 받는 환경적 영향이 고려되어져야 한다.

이러한 관점에서 현내에 이르러 동양의학적인 가치관들이 새롭게 받아들여지고, 민간요법에 종사하고 있는 많은 무명 치료가들의 역할도 간과될 수 없는 부분이다.

실제 질병치료에 있어서 환자 주변의 가족과 간병자(看病者)들이 이러한 면에서 큰 힘이 되어 투병의지를 북돋고 투병하는 환자의 응원군이 되어 주어야한다.

인간은 정신과 육체를 통합해서 생각할 때만 온전해지고 건강해진다. 예컨대 온전한 정신 없는 건강한 육체란 심지 빠진 양초에 불과한 것이며, 건강한 육체 없는 올바른 정신이란 양초 없는 심지일 뿐이다.

육체와 정신 이 모두가 건강하였을 때 이 세상을 밝히는 온전한 촛불이 될 수 있다.

광명 수지요법

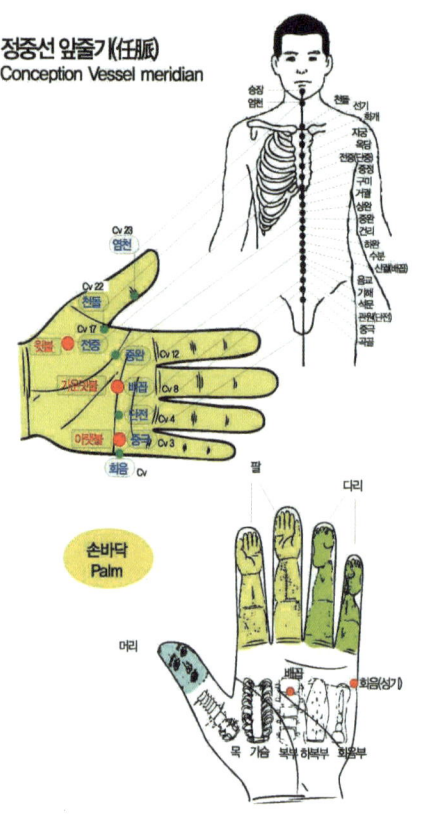

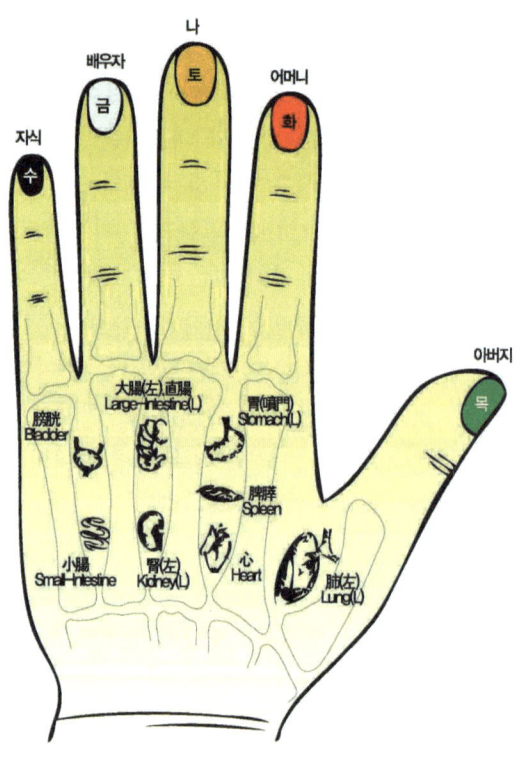

광명수지뜸요법 / KM Moxibustioning point

[연수점 · 얼굴 · 목 상응점] / medulla / face / neck point

[뒷목 · 어깨 상응점] / neck / shoulder point

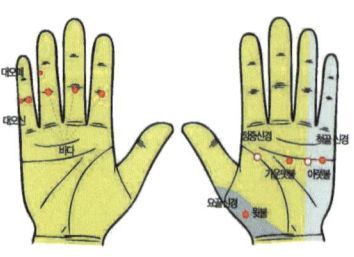

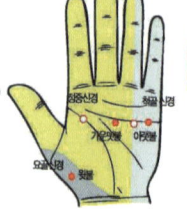

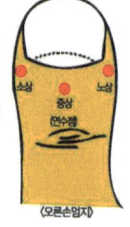

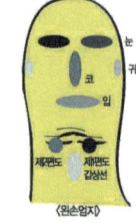

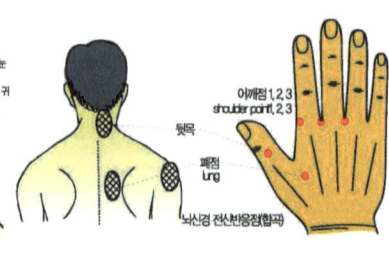

▶ 뜸 뜰 때 마나 주먹을 쥐어 손끝이 닿는 곳(세불씨)에 3장씩 뜸 뜬다~광명뜸 기본방
▶ 소지 약지의 측면 대표오수혈 신, 폐점과 바다혈을 추가한다

▶ 뇌졸중 급체 의식불명시 엄지 연수점 사혈

▶ 폐점은 뇌경추신경점이며 전신반응점(합곡)
▶ 견비통은 폐점과 어깨점 1, 2, 3을 누르면서 동시에 손가락을 움직이며 지압한다

상응 치료법

정중선 뒷줄기(督脈)
Governing Vessel meridian

[팔 · 다리 · 허리 치료 상응점]
arm / leg / lumbar point

광명 손의학 삼위일체요법
KM hand master tri-original therapy

▶손바닥(陰-Palm)-뜸 금색압봉 자석 S극(moxa, plus, magnet-S)
▶손등(陽-Back)-T침 은색압봉 자석 N극(Acu-, minus, magnet-N)
▶손끝(太極-Fingertip)- 우물(井穴) 따주기(Bloodletting)

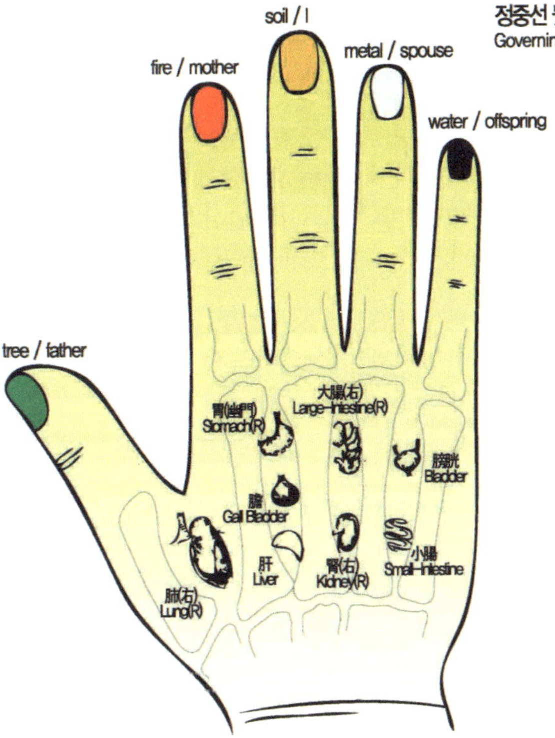

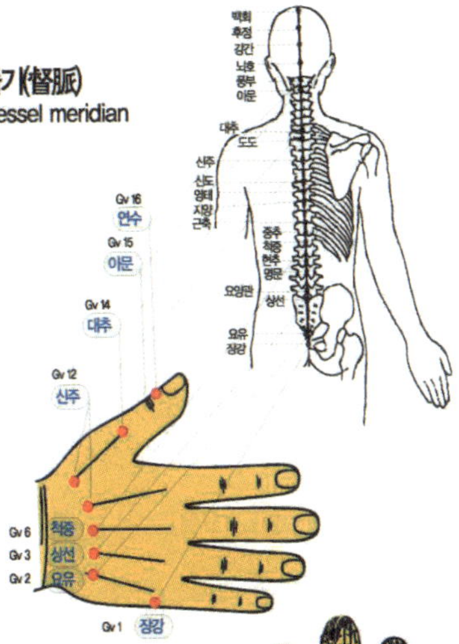

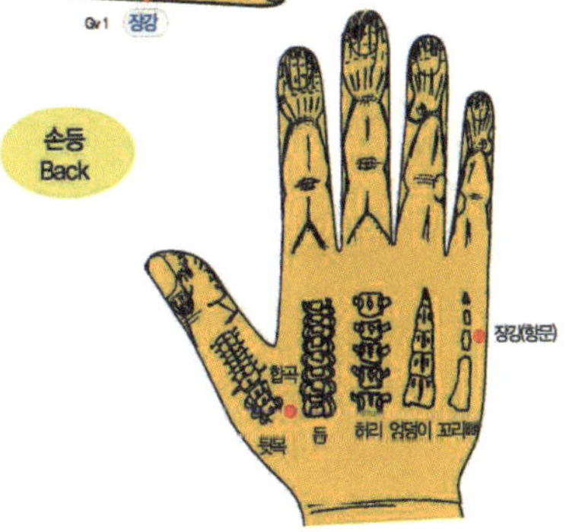

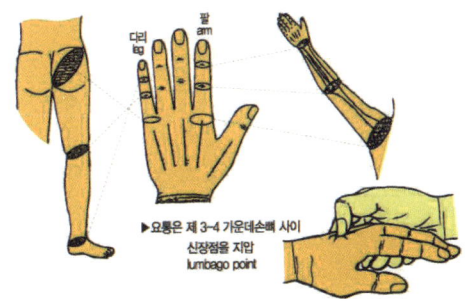

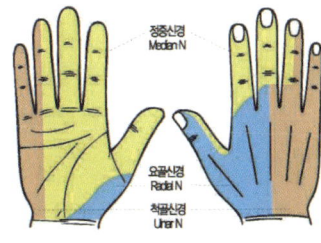

대한의 민족의학 · 광명 수지요법

옛날 우리조상들은 생명이 위태로운 상황에서 민간요법으로 따주기를 사용하였다. 창자가 잘라지는 듯한 복통, 어린애가 까무러치는 경기, 갑자기 쓰러져 의식불명 등에 손끝 정혈(井穴) 따주기 요법은 위급상황에서 생명을 구하는 응급조치 비방이었다.

선조들이 사용하던 엄지손가락 정혈 치료점인 광명수지요법 연수점을 바늘로 콕 찔러, 피를 한두 방울 짜내서 곽란(癨亂)과 경기(驚氣)를 물리치는 따주기 요법은 현대의학을 맹신하는 오늘날에 있어서도 여전히 대단한 처방이며, 이와 맥을 같이한 광명 수지침의 역할 또한 재평가해보고자 한다.

이러한 민간요법들은 요즈음 사회문제로 대두된 의약분쟁이나 의료계의 당돌한 휴진, 의료보험 자금적자 등의 문제와는 무관하게 항상 민중들 곁에서 그들의 아픔을 어루만져 주고, 성실한 '의(醫)지기'로서 진정한 그들의 벗이자 조상들의 얼이 담긴 민족의학이다.

광명수지요법은 옛 조상들의 아기 키우는 놀이에서도 생명적 의미를 찾아 재조명하고 있다. 할머니나 아낙네들이 아기 앞에 앉아, 곤지-곤지, 잼-잼, 짝-짜쿵 짝-짜쿵 하면서~ 아이를 달래주던 단순한 모습을 광명수지침 원리에 비추어보면, 건강하고 총명한 아이가 되도록 하는 슬기로운 육아법이었음에 새삼 놀라지 않을 수 없다.

쥐암쥐암(잼잼)은 손을 쥐었다 펴는 동작이다.

동작발달의 기초인 포악(抱握)운동을 훈련시켜 자신에게 필요한 것을 획득하게 하는 훈련일 뿐만 아니라, 심폐기능을 증진시켜 사지말단 구석구석까지 혈액이 돌게 한다.

곤지곤지는 오른손 검지를 왼 손바닥 중앙에 닿게 하는 놀이다.

손바닥 중앙은 광명수지요법의 중초구(中焦區)이자 배꼽에 해당되는 제대권(臍帶圈)인데, 이곳을 자극하면 소화흡수가 촉진되고, 오장육부의 기능적 균형유지에 도움이 된다.

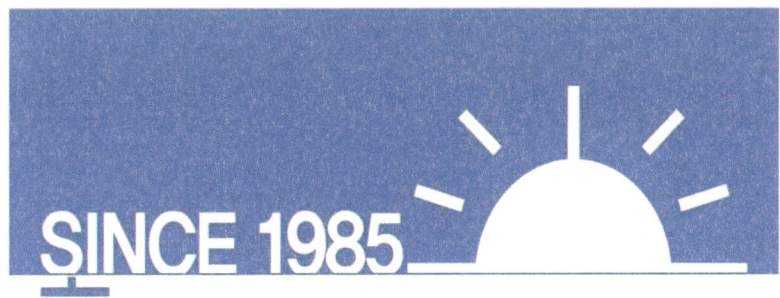
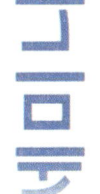

또한 '곤지'는 땅을 의미하는 곤(坤)과 지(地)를 합한 어의(語意)이며, 둘째손가락 또한 광명수지침 '오지(五指)의 관계성 치료법'에서 어머니를 표상하기 때문에 생명의 어머니인 땅과 자신의 터전에 대한 감사를 함축한 의미가 내포되어 있다.

짝-짜쿵 짝-짜쿵은 손뼉을 치게 하는 놀이로써, 손뼉소리는 어두운 마음을 없애고, 결단을 내리게 하여 아이를 진취적으로 자라게 한다. 이밖에 실뜨기, 엄지 겨뤄 눕히기, 손잡아 혈 맞았다 풀기 등은 우리민족의 높은 지적 잠재능력과 교육열을 이해하는데 도움이 된다.

광명수지침은 인체의 기본인 척추를 중수골(中手骨)과 비교하고, 사지와 머리 또한 전통 개념과, 현대 해부신경학적 입장을 모두 포함한 민속의학이다.

광명수지요법의 표어·손에 손잡고 이웃사랑 누리사랑! 처럼 대한의 민중의학이 온 세계가 공유하는 현대인의 건강법이 되기를 기대해 본다.

안내책자 및 기구 소개

1. 본사 발간 서적

책 명	규 격	내 용
광명침 비법	4*6 배판 240p	광명의학총서 각종기구(器具)론 침술 원리 수지침 정체요법 호흡법
광명수지요법 해설	신국판 320p	광명수지침 상응체계 12경맥의 원리 오행처방 태극적 음양오행론 12,000원
(증보) 피를 빼야 기가~	신국 374p 고급 양장	광명침법 원리와 처방 부항발포요법 정신요법 dvd포함 *고급양장 15,000원
손을 알면 건강이 보인다	신국판 320p	손과 뇌 및 인체 정신적 치료관계 광명수지침을 우리말로 씀 12,000원
발목펌프 건강법	신국판 254p	발목펌프운동소개 인체공학 3가지 펌프 족반사 증상별 치료법 12,000원
증보 호산 피내침법	신국판 185p	대표적인 민중의학 실천서! 압통점요법 피부 위에서 간단히 시술 10,000원
광명정체요법2	신국 366p 고급 양장	척추골반 교정, 두개-선골요법, 족반 사요법 dvd포함 *고급양장 30,000원

2. 광명의학 기구들

- **광명침 사혈요법 광명뜸 자석기구** 외 : 광명사혈침(KM-1)・삼릉사혈침(KM-3) 자동속자침기(KM-2 호침용) / 두뇌기구 번개침 딱따구리(KM-5) / 경혈탐지기용 자침기(KM-E) / 보사용MP침(KM-7) / 자동체질침관(KM-8), 기타 - 압봉, 활석, T침, 호산 피내침, 자석침, 광명뜸, 황토무연웰빙뜸, 엄지태양지압기, 손 지압운동기(ET) 트리거포인트 지압기(TM), 자석지압봉 등.

- **광명정체요법** : 척추지압발목펌프운동구(BM-Ⅲ), 무릎띠(脚帶) 가슴띠(胸廓帶), 골반교정용 삼각대, 발 교정구, 오동나무 경침.

『광명 사혈침 KM-1 & KM-3』

<실용신안 제 41374호>

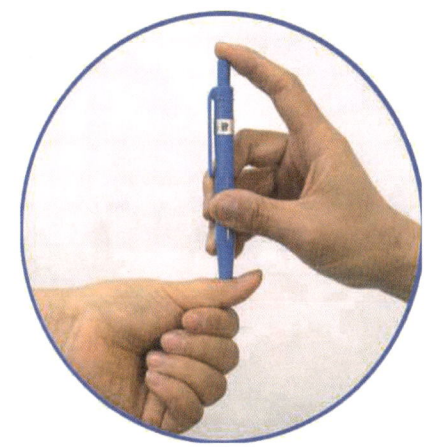
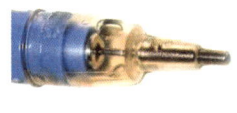

광명 무통사혈침 KM-1   광명 삼릉무통사혈침 KM-3

두뇌기구 번개침 딱따구리(KM-4, 5)

『딱따구리』와 『따봉』은 머리를 비롯한 신체의 응결부분을 피라미드 자석 탄성타격부로 접촉·고타해 효과적으로 풀어 준다.

<실용신안 제 240855호> 신제품!

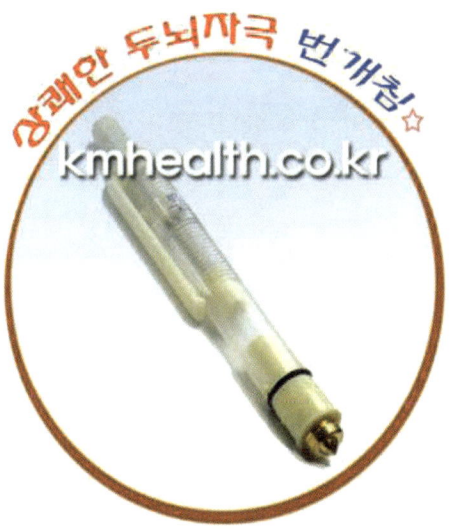
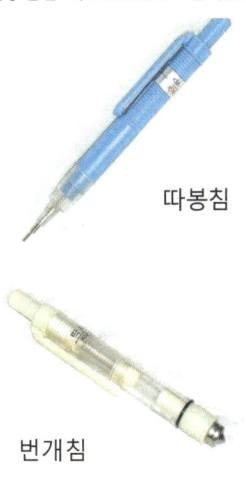

따봉침

번개침

광명침 따봉 딱따구리   181

보사용 MP침(KM-7) 체질침관(KM-8)

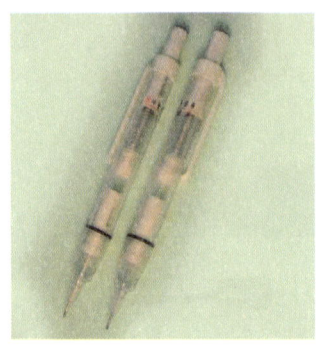

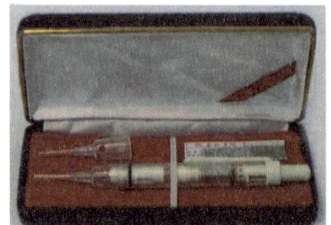

체질침관

- 하부 캡에 금, 은색 타격봉에 자석 S, N극을 착설한 보사용 고타침!
- 은색은 사법(통증처)으로 사용하고, 금색은 보법(허증처)에 사용한다.

- 1치 2,3호 은도금 호침을 삽입 무통 반복자침이 가능한 자동체질침관!
- 보사법 이침 두침 압통점에 적용
 *기본세트 은침(도금) 200개 포함.

자석봉 지압 마사지 E·T(Eco-therapy)

■ 자석봉 지압마사지 건강기

■ ET 생태적 지압운동 건강기

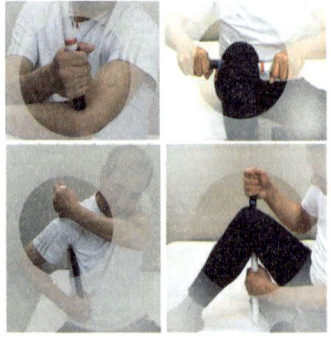

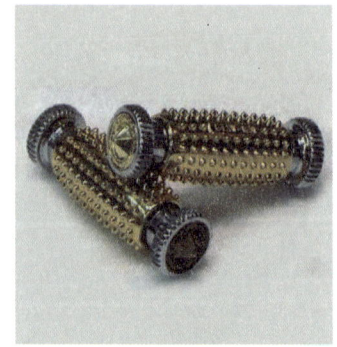

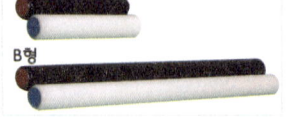

A형
B형

- 3000가우스 이상 강력한 자석봉

「둥글게 높게 만능손지압운동기 ET」 호흡과 함께 상부 원판을 돌려주고, 올려주고, 하부 피라미드 자석 지압부로 쳐주는 종합 손 운동 건강기구!!

광명수지뜸 KM-moxa

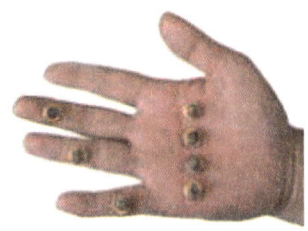
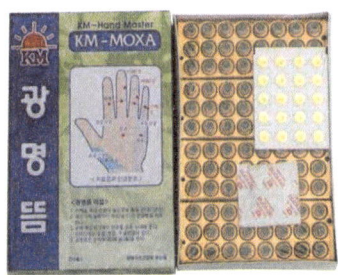

■ 광명뜸법

- 손을 쥐어 손가락 끝이 닿는 곳과 신,폐,비 대표오수혈(╲)에 뜸뜬다.
- 손발이 차고 만성병이 있을 때 광명뜸 기본방을 3장씩 떠 준다.
- 광명뜸이 가장 뜨거울 때는 손바닥을 활짝 펴고 심호흡을 해준다.

황토웰빙 무연뜸 KM-wellbeing-moxa

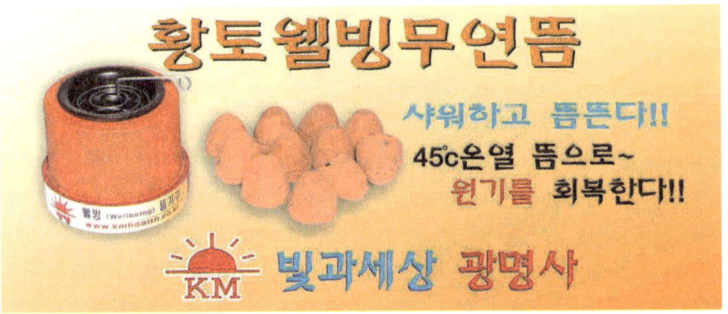

■ 광명웰빙무연뜸법

- 연기 냄새 없이 뜸뜰 수 있다-황토로 코팅한 무연쑥탄을 사용한다.
- 원적외선의 효과-세라믹 황토뜸기를 사용하여 안전하게 뜸뜬다.
- 황토웰빙무연뜸기구는 배꼽을 중심으로 단전과 대장 위를 시계방향으로 돌려가며 뜸떠 태양신경총을 일깨우는 쾌적한 뜸법이다.

광명 발목펌프 운동   Bio Back master-Ⅲ

■ 발목펌프 운동법

▶ 발목펌프운동은 현대인의 하체운동과 보행부족을 해소하고 전신의 혈액순환을 촉진한다.

▶ 혈액이 심장까지 잘 되돌아가게 할 수는 없을까?
 누거나 앉아서 한발은 BM-3 운동기 위에 두고 다른 발부터 2-30Cm 들어 올렸다가 기구 위에 떨어뜨리기를 2-30번씩 반복한다.

▶ 발목펌프운동의 3대 동작

① 자유낙하운동   ② 부챗살 펼치기운동   ③ 발 겹쳐 흔들기운동

<실용신안 제 45428호> <의장 제 374654호>

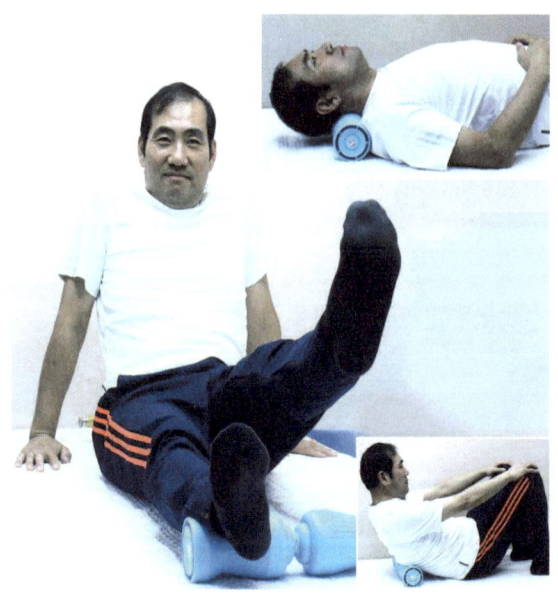

■ Bio-Back-Master-Ⅲ 요법

각대로 두 무릎을 묶어 허리 뒤에 BM-3를 받쳐주는 요침요법 외 BM-1,2,3~
 ◆ Back Master-1 경침요법 베개로 사용
 ◆ Back Master-2 등과 둔부 지압 및 요침요법 실시
 ◆ Back-Master-3 발목 및 뒷다리 마사지

DVD 광명의학 유튜브 광명건강

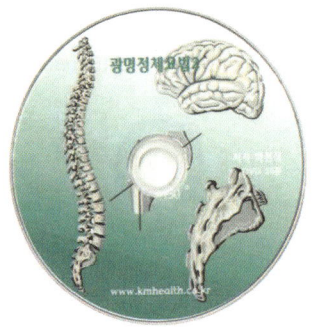
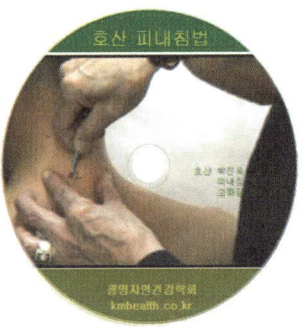
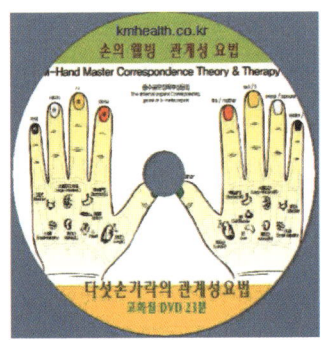
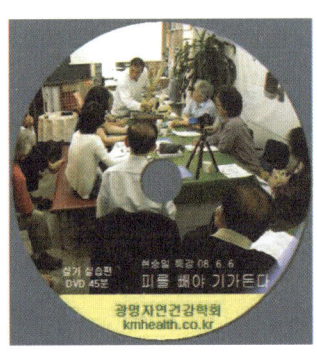

■ 광명의학 DVD4는 USB / 유튜브 주요내용

▶ 수지요법 : 광명수지상응요법 오지의 관계성요법 광명수지오행침
▶ 사혈요법 : 자율신경 사혈요법, 피를 빼야 기가 돈다(현충일 특강)
▶ 정체요법 : 바른자세 정체요법2, 두개골-선골호흡법 통합요법, TMJ
▶ 유튜브 광명건강 : 호산 피내침법, 사혈요법, 광명호흡법 발끝정혈요법, 광명건강 3대 원리, 자석요법 등.

▸ Tel : 02) 754-0533/0534
▸ hp : http://www.kmhealth.kr
▸ E-mail : kmh@kmhealth.co.kr

안 내 문

독자 여러분 안녕하세요? 필자가 몸담고 있는 「광명 자연건강회」는 필자를 중심으로 연구회원들이 정기적으로 모여 대체의학(Alternative medicine)과 자연건강 민속요법을 연구하여 「光明医學」으로 정립해가고 있습니다. 기 연구된 내용은 광명침 따주기, 광명수지침(KM-Hand Master), 광명정체요법, 두개골 지압법, 광명호흡법, 광명 발 반사요법, 발목펌프, 침술의 원리, 광명정신요법 등이 있습니다.

이 밖에도 자연생태계(生態系)와 인간건강을 유기적으로 연결시키는 생태요법(Ecotherapy)과 전체성에 입각한 전인건강(全人健康)을 목표로 연구 정진하고 있습니다.

이러한 광명의학 연구내용은 매월 발간하는 광명자연건강 소식지 「광명건강」지와 매월 실시하는 학술 모임인 「금요 배움터」 및 「인터넷 **유튜브**」을 통해 공개하고 있으니 독자 여러분들의 많은 참여와 관심을 부탁드립니다.

「광명의학」은 참된 건강의 이상(理想)을 육체적 건강뿐만 아니라 정신적 평화와 영적인 온전성을 함께 중시합니다.

이에 「광명자연건강」은 인간과 모든 생명체들에게 부여된 생명을 한껏 누리는 밝은 세상을 지향하고, 모든 생명을 존중하는 생명외경(生命畏敬) 정신과 각각 존재들의 개별성이 존중되는 이상이 실현되도록 노력하고 있습니다. 이러한 인술의 길에 여러분들이 많이 동참하시어 보다 밝고 건강한 세상을 열어 갈 수 있기를 희망합니다.

본 책자 『광명수지침법』도 이러한 목적에 기여 될 수 있기 바라며 독자 여러분들의 우정어린 관심을 기대합니다.

※ 알림 : 『광명건강』 월보는 회원분들 중 원하시는 분들께 우송해 드립니다.
　　　　Tel : 02)754-0533~4

※ 홈페이지 : http://www.kmhealth.kr 또는 kmhealth.co.kr

병증별 처방색인

(ㄱ)

가스중독 37
간장을 강화시키는 법 76
간암, 간경변 77
감기(感氣) 40
(발열성 감기) 41
갑상선염(甲狀腺炎) 46
갑상선종대(腫大) 46
기관지 천식(喘息) 87
고혈압(高血壓) 79
관절염 67, 68
견비통(肩臂痛) 63
결막염(結膜炎) 50
경추(頸椎)디스크 45
급체 38
귀의 병 58

(ㄴ)

낙침(落枕) 45
늑간(肋間)신경통 74
눈 다래끼 51
노인성 안(眼)질환 48
뇌졸중(腦卒中) 58, 31

(ㄷ)

동사(凍死) 36, 110

당뇨병(糖尿病) 84
두통(頭痛) 42
대장질환, 치질(痔疾) 88

(ㅁ)

목에 걸린 이물질 제거 39
목적안통(目赤眼痛) 48
무릎의 통증 67, 68
무좀 70

(ㅂ)

발목 염좌(捻挫) 67, 68
발(손)이 냉할 때 71
발 저림 64, 65
변비(便秘) 84
배뇨곤란(排尿困難) 90
백내장 52
비염(鼻炎) 56

(ㅅ)

소아 경기(驚氣) 32, 100
신경성 위장장애 83
신장을 강화시키는 법 89
심계항진(心悸亢進) 35
심인성 정신혼미 34

심장을 강화시키는 법 78
소화불량 81
손목의 염좌(捻挫) 62
손 저림 60, 61
손발이 냉할 때 71

(ㅇ)
이롱(耳聾) 58
이명(耳鳴) 58
익수(溺水) 36, 112
입술이 부르튼데 55
오심구토(惡心嘔吐) 82
요통(腰痛) 73

(ㅈ)
전립선염 90
좌골신경통(坐骨神經痛) 67
중이염(中耳炎) 58
중풍(中風) 31

(ㅊ)
치질(痔疾) 88
치통(齒痛) 54
축농증(蓄膿症) 56

(ㅌ)
탈모증(脫毛症) 44
혓바늘 53

(ㅍ)
편도선염(扁桃腺炎) 46
폐를 강화 시키는 법 86

(ㅎ)
협심증 80
혓바늘 53

유튜브 광명건강 사혈요법

35.사혈요법이론

11.발사혈법

42.응급사혈

광명의학은 유튜브를 통해서도 홍보하고 있습니다. 유튜브 검색어- 광명건강

광명의학시리즈-1
핵심 광명침을 이용한 광명수지침법

1994년 5월 15일 초판 발행
2009년 2월 15일 7차 개정판 발행
2021년 10월 15일 개정판 증쇄
저 자 : 박선식
발행자 : 박선식
발행장소 : 도서출판 빛과세상
서울시 중구 남대문로 4가 18~1
영화 빌딩 605호
등 록 : 1992년 12월 1일
등록번호 제2~1460호
전화 : 02) 754~0534(FAX 겸용)
ISBN 978-89-90120-10-6 03510

정가 : 10,000원

저작권 및 판권은 『빛과세상』사의 소유입니다.

박선식(朴宣植)

정유년(57년) 남쪽바다 선도(蟬島)에서 태어나 자연과 함께 뛰놀며, 한의학자인 부친(호산 피내침 박진옥선생)의 영향을 받으며 성장하였다.

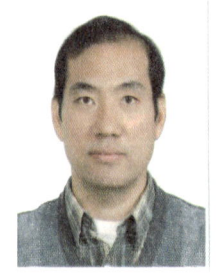

• 영성-74년 살레시오수도회 청원생으로 공부하였고, 96년 서강대학교신학대학원시절 신학과 참선에 입문.

• 77년 해군생활을 시작으로 병사들과 지내면서 침술 지압 교정술에 대한 관심을 구체화 할 수 있었다 (84년 해군통제부 사령부 체육과장 겸직).

• 85년 8월 민속의학에 뜻을 품고 예편, 11월 서울 남대문에서 「광명한의서」 개점이후 동서의학에 심취.

• 93년 광명자연건강학회 창설 이후, 동서양 민중의학 연구에 정진하여 광명의학을 개척하였다.

약 력

- 자연건강관련 기구 광명무통사혈침을 비롯한 특허 20여건 연구 개발
- 학부에서 해양군사학과 행정학을, 대학원(서강대-환경신학 전공)에서 자연영성 연구(석사논문 : 생태영성이 전인건강에 미치는 영향)
- 생활참선에 정진 중(2000-2007년 서강대 참선지도 강사)
- 30여 년간 광명자연건강학회 월보 「광명건강」지에 학회장 논단 및 학술편 간단없이 집필, 매월 학술세미나 주관. 유튜브 광명건강 송출.

저 서

『광명침 비법』
『광명침을 이용한 광명 수지침법』
『광명 수지요법 해설』
『손을 알면 건강이 보인다』
『광명정체요법』
『광명정체요법-2』
『피를 빼야 기가 돈다』
『발목펌프 건강법』
『호산 피내침법』
『호산 피내침법 증보』

유튜브 광명건강 운영중
홈페이지 www.kmhealth.co.kr